AF411262

ESSAI

SUR

LA MÉGALANTHROPOGÉNÉSIE,

OU

L'Art de faire des Enfans d'esprit, qui deviennent de grands-hommes ;

Suivi des traits physiognomoniques propres à les faire reconnaître, décrits par Lavater, et du meilleur mode de génération.

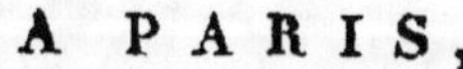

> » Les esprits superficiels et mon siècle
> » m'appelleront peut-être un fou ; mais je
> » n'ambitionne recueillir dans la postérité
> » que la voix du sage. »

DÉDIÉ

AUX MEMBRES DE L'INSTITUT NATIONAL DE FRANCE.

Par Robert le jeune, des Basses-Alpes.

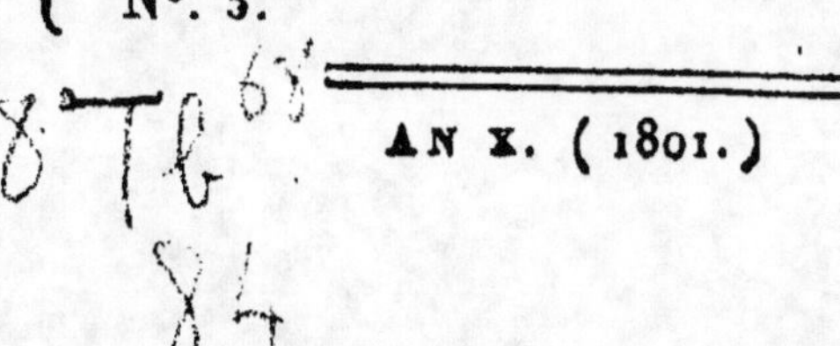

A PARIS,

Chez
DEBRAY, Libraire, palais du Tribunat, N°. 235,
ou à son dépôt, place du Muséum, N°. 9.

ANT. BAILLEUL, Libraire, rue Grange-Batelière, N°. 3.

AN X. (1801.)

Citoyens,

S'il fut jamais de livre utile, c'est, sans doute, celui que j'ai l'honneur de vous offrir ; daignez en agréer l'hommage , votre indulgence en fera tout le prix....... Eminemment passionné pour le génie et la gloire des grands-hommes, j'ai cru, pour les rendre plus long-tems utiles, devoir m'occuper de les rendre en quelque sorte immortels. Je sais qu'il n'est au pouvoir d'aucun être vivant d'intervertir les lois de la nature, qui veulent que tout ce qui existe soit détruit. Mais si le gouvernement adopte le plan que je propose, l'humanité et les sciences auront moins à gémir de la perte de tant d'hommes célèbres qui ont illustré et illustrent la patrie, et dont le génie, quoique vivant dans leurs ouvrages, deviendra, à leur mort, muet pour la postérité.... Nouveaux phénix, je veux qu'ils renaissent de leurs cendres, et que l'auréole de leur gloire, loin de s'éclipser à leur tombe, vienne circonluire au berceau de leurs enfans. Jusqu'ici la mort, en frappant un grand-homme, semble avoir tari la source de sa reproduction, et ce n'est qu'à des intervalles immenses qu'on voit éclore çà et là quelques-uns de ces germes précieux, destinés par la nature à l'admiration des siècles et au bonheur du genre humain. Depuis plusieurs milliers d'années, le monde savant ne compte qu'un *Virgile*; mais nul doute qu'en adoptant mon plan, la France ne produise bientôt l'*Homère* qui manque à notre nouvel *Achille*. Selon la fable, ce fut le feu sacré de *Prométhée* qui anima une seconde fois la nature, et repeupla l'univers...... Non moins grands et non moins utiles, si vous daignez favoriser mon entreprise, vous aurez la gloire d'avoir naturalisé, les premiers, en France, l'arbre fécond et jusqu'ici inconnu, de la Mégalanthropogénesie; et vous éprouverez la douce satisfaction, en mourant, d'ouvrir à de nouveaux pontifes dignes de vous, les portes sacrées et majestueuses du temple de l'Immortalité.....

Salut et respect,

R O B E R T le jeune,
Elève de l'Ecole de Médecine.

ESSAI

SUR

LA MÉGALANTHROPOGÉNÉSIE (*),

OU

L'Art de faire des Enfans d'esprit, qui deviennent de grands-hommes.

PREMIÈRE PARTIE.

CHAPITRE PREMIER.

SI LES SCIENCES et les beaux arts font la gloire et le bonheur des sociétés, quoi qu'en ait dit un grand philosophe, l'état le plus florissant sera toujours celui qui, comme la France, pourra joindre aux richesses d'une abondante population, le secret vraiment admirable et jusqu'ici inconnu, de créer des grands-hommes à volonté. C'est une vérité pour moi démontrée, qu'il n'est

____

(*) Vient du grec *megalos*, grand; *anthropos*, homme; *genesis*, génération.

pas plus difficile d'avoir des enfans d'esprit, que d'avoir un cheval arabe, un basset à jambe torse , ou un serin de race. Les esprits superficiels et mon siècle m'appelleront peut-être un fou, mais je n'ambitionne recueillir dans la postérité que la voix du sage.

La philosophie éclairée par les sciences physiques et morales fut toujours le fondement des sociétés politiques ; c'est à la lueur de son flambeau que *Lycurgue* et *Solon* dictèrent des lois à leur patrie. La vie publique des états ne se soutient que par elle ; et du moment que les hommes sont assez corrompus pour la méconnaître , l'édifice social s'ébranle et se détruit ; il ne reste plus aux lieu et place d'une nation civilisée, qu'une peuplade grossière, mue plutôt par l'instinct d'une indépendance automatique, que par le sentiment de la vraie liberté. Le législateur qui voudrait gouverner le peuple sans philosophie, ressemblerait au pilote qui essayerait de conduire un vaisseau sans gouvernail ; les mers , les vents et les tempêtes ne tarderáient pas d'engloutir l'insensé *Palinure* (1).

L'histoire , en nous transmettant le nom des différens peuples qui ont tour-à-tour habité le globe , nous a laissé ignorer le plus souvent les véritables causes de leur grandeur , ainsi que de leur décadence. Mais il est facile à

---

(1) *O vitæ philosophia dux ! O virtutis indagatrix, expultrixque vitiorum ! quid non modo nos , sed omnino vita hominis sine te esse potuisset ! tu urbes peperisti ; tu dissipatos homines in societatem vitæ convocasti ; tu eos inter se primo domiciliis , deindè conjugiis , tùm litterarum et vocum communione junxisti ; tu inventrix legum ; tu magistra morum et disciplinæ fuisti. Ad te confugimus , à te opem petimus. Tibi nos , ut antea magna ex parte , sic mens penitùs totosque tradimus. Est autem unus dies , ex præceptis tuis victus peccanti immortalitati anteponendus. Cujus igitur potiùs opibus utamur , quam tuis : quæ et vitæ traquillitatem largita urbis es , et terrorem mortis sustulisti?....*
TUSCUL. quæst. L. 5.

l'homme qui pense et qui réfléchit de connaître tous les ressorts de leur ancienne politique. Le peuple le plus philosophe a toujours été le plus florissant et le moins mobile dans ses lois; ainsi l'empire de la Chine paraît aussi ancien que le monde.

Les sciences et les arts, en rapprochant les hommes et les rendant philantropes et cosmopolites, ont contribué à resserrer de plus en plus les liens de la grande famille du genre humain; l'ignorance, au contraire, en éloignant de la civilisation certains peuples du globe, en a fait une horde d'antropophages, sans cesse altérés du sang de leurs semblables. C'est-là une vérité reconnue, et qu'il serait honteux à un être pensant d'ignorer. L'homme ne gémit sous le joug de l'esclavage que lorsque ses sens abrutis le retiennent aveuglément enchaîné aux pieds du maître qui l'opprime; mais il brise ses fers du moment que le flambeau de

la raison l'éclaire. Telle a été en France
la cause première qui a fait reconqué-
rir à l'homme sa dignité et ses droits.
C'est le siècle de la philosophie qui ,
en versant un torrent de lumière sur les
esprits , les a mis dans une sainte in-
candescence, et a fait briller à leurs yeux
le phare de la liberté.

Honneur et gloire à ces puissans
génies , qui, en combattant le despotisme et la superstition , ont accéléré
les progrès d'une révolution qui , malgré
tous les crimes dont on l'a souillée, appartient déjà , par ses caractères de grandeur et de félicité publique , à l'histoire
philomatique du genre humain !

Multiplier les sciences , les savans et
les artistes , ce sera , pour ainsi dire ,
entretenir les semences perpétuelles de
la prospérité nationale , et conserver
toujours vivace l'arbre du bonheur social. La Mégalanthropogénesie sera dé-
sormais la source féconde des grands-
hommes qui illustreront en tout genre

la patrie ; et le commencement du 19ᵉ. siècle , si célèbre par ses prodiges , ne le sera pas moins par l'invention de l'art créateur du génie , et qui le perpétuera de père en fils.

Quel que soit le systême que l'on adopte en médecine pour expliquer les mystères cachés de la génération , soit qu'on préfère *Aristote* à *Hippocrate, Graaf* à *Harvey, Buffon* à *Bonnet,* il en résulte que la nature suit dans la reproduction des êtres organisés, des lois constantes et régulières. Tous les animaux se multiplient par la communication du mâle avec la femelle , à l'exception de quelques insectes et des polypes, et conservent tous la similitude de l'espèce qui leur est propre. La liqueur séminale n'est donc qu'un extrait de toutes les parties du corps , un superflu des portioncules organiques que la nature ramasse dans des réservoirs communs , dès que le corps de l'animal a pris son accroissement. Cette opinion de *Buffon* (1) est démontrée par la ressemblance des enfans à leurs parens; des mulets à la femelle qui les produit, des métis et des mulâtres. Si la tendre Philomèle peut transmettre la douce harmonie de sa voix à un germe encore imperceptible, pourquoi le sublime auteur de la *Henriade*, uni à la docte Emilie, n'aurait-il pas vivifié un être tout étincelant du feu de son génie ? L'exemple des *David*, des *Salomon*, des *Philippe*, des *Alexandre*, des *Ptolomées*, des *Corneille*, des *Racine*, des *Jussieu*, des *Cassini*, des *Etienne*, des *Bernouilli*, des *Boufflers*, des *Biron*, des *d'Estrées*, des *d'Aguesseau*, des *Lamoignon*, des *Necker*, des *Chaptal*, des *Mirabeau*, des *Portalis*, des *Berthier*, et surtout de cette famille immortelle que *Rousseau* semble avoir prédite, lorsqu'il dit qu'une petite île étonnera un jour le monde,

---

(1) *Hist. nat. tome II.*

suffit pour montrer que les vertus, les talens, l'esprit et le génie brillent fréquemment dans les individus d'une même famille.

CHAPITRE II.

L'EXPÉRIENCE et l'anatomie nous apprennent que non - seulement les enfans héritent des passions de leurs parens, mais encore qu'ils en empruntent la charpente osseuse. *La matière*, dit Aristote (1), *prend dans la génération une forme semblable à celle des individus qui la fournissent;* et les vieillards décrépits qui engendrent, ont, au rapport de *Buffon* (2), moins de part que les autres hommes à leur propre production; et de - là vient aussi que de jeunes personnes qu'on marie avec ces vieillards difformes, produisent sou-

____

(1) *Hist. de Anim.*
(2) *Hist. nat. tom. II.*

vent des monstres , des enfans contre-
faits , plus défectueux encore que leur
père. Dans l'économie rurale , ne voit-
on pas tous les jours la preuve de cette
vérité ? Sur quoi est fondée la pratique
des haras ? N'est-ce pas sur la perpé-
tuité des races pures? *N'aide-t-on pas
la nature*, disait, il y a plus de deux
mille ans, *Platon* (1), *lorsqu'on accou-
ple de beaux étalons avec de superbes
cavalles , et si l'on ne choisit pas
ce que l'on a de meilleur dans les
écuries , peut-on avoir autre chose
que des haras détestables ?* Un cheval
d'*Arles* ne produira jamais un *limou-
sin* , ni un *bidet* de corse un *normand*.
Il en est de même de l'espèce humaine :
on sait que les plus beaux couples , et
les plus parfaits à tous égards , donnent
à l'état une postérité mieux condition-
née de corps et d'esprit. C'est toujours
sur le même principe qu'est fondée la

____

(1) *République de Platon, livre V.*

naturalisation de ces fameux troupeaux espagnols, qui , quoique transportés sous des climats divers, conservent toujours le type de leur origine et de leur race primitive. N'est-ce pas sur l'hérédité des qualités paternelles dans le faucon et le limier, que le chasseur fonde son art, établit ses jouissances et varie ses plaisirs. Eh bien! je le répète, les mêmes lois régissent l'homme dans son économie; il se reproduit par copulation, et engendre, comme tous les autres animaux, par la transmission de ses particules organiques : pourquoi donc le germe des vertus et des talens ne serait-il pas aussi chez lui héréditaire ?

L'histoire journalière des sociétés humaines nous apprend que les vices se transmettent dans les familles. L'amour des femmes et du vin, la passion du jeu se propagent de père en fils. Eh bien ! si la folie est héréditaire, pourquoi la raison ne le serait-elle pas aussi ? Si un idiot, atteint de crétinisme, n'engendre, suivant toutes les lois de la nature, qu'un idiot, un homme de génie ne doit avoir que des enfans d'esprit. Mais pourquoi, me dira-t-on, les grands-hommes sont-ils donc si rares? Pourquoi un père illustre laisse-t-il le plus souvent un fils ignoré? La réponse est facile. C'est que jusqu'ici on a ignoré le secret de la Mégalanthropogénésie ; c'est qu'on a négligé d'observer ce qui se passe dans la nature, et de voir le mécanisme de la génération ; et il en est résulté que *les grands - hommes n'ont été jusqu'à ce jour*, suivant Helvétius (1), *que l'ouvrage d'un concours aveugle d'heureuses circonstances.*

Les mariages mégalanthropogéniques sont donc l'unique moyen de pouvoir conserver la race pure des grands-hommes, et de la perpétuer de siécle en siécle. Mariez un homme d'esprit avec une femme d'esprit, et

____

(1) *De l'Esprit.*

vous aurez des hommes de génie (1). *Frédérick - le - Grand* uni à la *Sémiramis du Nord*, aurait-il pu produire autre chose qu'un nouveau *César* ou un moderne *Alexandre* ? Le fils de *Zénobie* eût été le conquérant de l'univers, si cette grande Reine avait eu un *Sésostris* pour époux.... (2) C'est sur cette base que repose mon systême

-----

(1) *Ad assequendam egregie megalanthropogenesiam ad coïtum aptissima est horametipsa quâ micantis ingenii fulgores erumpunt præclariores ; tùm enim cerebro divinitùs commoto, ex omni corporis parte semina ruunt scintillis coruscantibus irrigata, et procul dubio ingeniosæ proli vivificandæ multùm inserviunt. Sic Raphaël gnatum sanè procreasset per celebrem, si, jam peractâ transfiguratione, uxori fervisset opus ; sic et de clarissimis aliis ac præstantissimis viris. Cæterùm cuique licebit pro tempore, libertate, viribusque sibi à natura inditis.*

(2) Le pape Sixte V disait à Carre, ambassadeur de la reine Elisabeth : « Votre Souveraine est née » heureuse ; elle gouverne son royaume avec beau- » coup de gloire, et il ne lui manque autre chose » que de se marier avec moi, pour donner au » monde un autre Alexandre. »

de la Mégalanthropogénésie; et je prou-
verai bientôt qu'avec une éducation con-
venable, il est impossible de n'avoir
pas autant de grands-hommes, qu'il y
aura d'enfans nés de mariages mégalanthropogéniques. Je pourrais encore m'é-
tayer des exemples que nous fournit
journellement la nature dans la génération des animaux : un renard, en naissant n'a-t-il pas l'instinct de son vieux
père, et a-t-il besoin d'une longue éducation pour chasser les poules ? Le cœur
de la tendre colombe palpite et soupire
au moment qu'à peine éclose elle commence à roucouler. Pourquoi donc le
fils d'un grand-homme n'apporterait-
il pas aussi en naissant les talens de
son père ?........

Quelquefois cela arrive : pourquoi
cela ne se fait-il pas toujours ? C'est ce
que je vais tâcher d'expliquer, en pren-
nant pour guide l'immortel auteur de
l'histoire de la nature, dont le nom
seul est une autorité. La dégénéres-

cence des races se fait toujours par les femelles, suivant *Buffon* ; et ce principe reconnu, il est aisé de concevoir pourquoi Louis *Racine* est si fort au-dessous de *Jean. Catherine Romanet*, épouse du grand *Racine*, n'avait jamais connu, ni par la représentation, ni par la lecture, les pièces qui ont immortalisé son mari. D'après une telle rouille dans les organes cérébraux de Catherine, on ne peut nier que la dégénérescence de la race ne se soit faite ici par la femelle....La plupart des grands-hommes ont été célibataires ou livrés à des caprices bisarres ; presque tous ont recherché dans leurs épouses plutôt les vertus du cœur que les talens de l'esprit ; ils ont semé, pour ainsi dire, des terres ingrates et stériles ; le germe de l'imagination n'a pu lever au milieu des ronces de l'ignorance, et quelqu'excellent caractère qu'ait eu *Thérèse*, elle ne pouvait produire que des enfans indignes de *Jean-Jacques*. Peut-être est-ce à cette considération que *Rousseau*..... Mais le doux nom de père aurait dû être sacré pour lui, et la voix de la nature devait lui crier plus fort que les préjugés de la raison.

Une femme qui n'est pas cultivée et dont les organes cérébraux ne sont point exercés ou par les sublimes conceptions du génie, ou par les traits délicats de l'esprit, ne doit, même avec le concours d'un grand-homme, produire que des enfans médiocres (1). Les lois de la physique animale nous démon-

---

(1) Ce qui le prouve, c'est qu'il est reconnu par tous les naturalistes que la femelle a plus de part que le mâle dans la génération : ainsi les beaux mulets sont le produit de l'accouplement de l'âne avec la jument, tandis que les bardots, qui sont les *nains* de l'espèce, proviennent de l'accouplement du cheval avec l'ânesse. Si cet exemple n'est pas concluant en faveur de la Mégalanthropogénésie, je n'entends plus rien à la logique de *Condillac*, ni aux savantes dissertations des *Lacepède*, des *Lamarck*, des *Cuvier* et des *Buffon*.....

trent chaque jour que la mère communique au fœtus ses passions ; pourquoi ne lui communiquerait-elle pas
aussi son génie ou sa stupidité ? Qui
oserait révoquer en doute l'influence
de la mère sur la physionomie, le caractère et l'esprit de son enfant ? Ce
n'est pas sans raison que les Spartiates
avaient soin de distraire leurs femmes
pendant leur grossesse, de les entou-
rer d'objets agréables, et de frapper
héroïquement leurs sens. Aussi quels
enfans donnaient-elles à Lacédémone,
soit sous le rapport de la beauté physique , soit sous celui du génie ou des
mœurs. Les Romains n'ont porté si loin
l'ardeur guerrière, que parce que leurs
femmes, sans cesse présentes à leurs
triomphes, à leurs spectacles, aux combats des arênes, faisaient sucer avec
le lait, à leurs enfans, la passion conquérante de leurs maris....... C'est donc
par la dégénérescence des femelles que
la race des grands-hommes se perd à

chaque génération ; et l'unique moyen de prévenir l'abâtardissement, c'est d'empêcher la conjonction des races disparates. La nature n'a pas privilégié les femmes sur l'article seul de la beauté, elles ne cèdent pas toujours à l'homme en pénétration d'esprit, en sagesse, en courage ; pour en faire des *Sapho* ou des *Aspasie*, des *Catherine* ou des *Elisabeth*, il ne leur manque que l'éducation et une naissance mégalanthropogénique.

C'est un fait notoire que tous les enfans nouveaux-nés, que ceux qui sont plus avancés en âge, ont une ressemblance frappante avec leur père ou leur mère, quelquefois même avec l'un ou l'autre, tant pour la conformation, que pour certains traits particuliers. Un physionomiste un peu éclairé retrouve sans peine les portraits de famille mêlés au hasard parmi un grand nombre d'autres. Les physionomies des familles se conservent d'une génération à l'autre, et se reproduisent toujours avec une ressemblance distincte (1).

L'expérience constate qu'il y a une ressemblance pareille entre le caractère

---

(1) Il y a deux ou trois cents ans que chaque famille conservait, dans une succession de plusieurs siècles, les traits de ressemblance et de légitimité qui marquaient sur le front d'un arrière petit-fils l'expression et la figure d'un bisayeul. Pourquoi cela n'arrive-t-il plus aujourd'hui ? J'en soupçonne bien la cause, mais il n'est pas prudent de tout dire, et il faut laisser quelque chose à deviner. Jusqu'à nos jours, la race juive exotique, pour ainsi dire, chez tous les peuples, a conservé sans altération le premier type de son origine, sans doute parce que le germe s'est perpétué pur et sans mélange depuis *Moyse* jusqu'à nous. Sur quelque point du globe qu'on habite, il est facile de distinguer parmi la foule un enfant d'*Esaü* ou de *Jacob*. Mais nos nouvelles lois et les progrès de la philosophie qui gagne de proche en proche, ont mis, depuis dix ans, les juifs en contact avec les autres hommes. Les filles d'*Israël* suivront peut-être moins exactement les lois antiques de *Juda*, et l'espèce se croisant, la race primitive finira par s'éteindre; et je pose en principe que, dans trois siècles, le sang d'*Abraham* ne sera plus distingué des autres sangs européens.....

moral des enfans, et celui du père ou de la mère, et quelquefois de tous les deux en même-tems.

N'arrive-t-il pas souvent que nous retrouvons trait pour trait dans le fils, le caractère, le tempérament, et la plupart des qualités morales du père ? Et combien de fois le caractère de la mère ne paraît-il pas dans la fille ou bien dans le fils, et celui du père dans la fille ?

Une preuve que cette ressemblance ne provient ni de l'éducation ni des circonstances, c'est que des frères et sœurs élevés avec le même soin et placés dans la même situation, ont souvent néanmoins des caractères tout-à-fait opposés.

Mais si les traits et la forme se transmettent, voici un exemple que nous fournit le célèbre *Lavater* (1), sur l'hérédité des dispositions morales.

____

(1) *Essai sur la physiog.*, tom. *II*.

« Je connais, dit-il, deux époux (et
» les exemples de ce genre ne sont pas
» rares); l'un, c'est le mari, est d'une
» vivacité effrayante, ardent, impé-
» tueux, emporté, et, qui plus est, es-
» clave des voluptés les plus grossières ;
» son teint annonce en effet ce mé-
» lange d'impétuosité et de sensualité ;
» l'enflure de ses traits, leur grossiè-
» reté, leur vacilation perpétuelle,
» l'inquiétude de ses mouvemens, tout
» en lui décèle le trouble qui l'agite,
» et les désirs qui le tourmentent. Sa
» femme, au contraire, d'un tempé-
» rament moitié sanguin, moitié mé-
» lancolique, a l'ame noble et ornée
» des vertus de son sexe ; elle a le teint
» beau, les traits réguliers et gracieux,
» et son air affable et serein est l'ex-
» pression modeste du contentement
» intérieur dont elle jouit. Ces époux
» ont deux fils en bas âge, dont l'un
» a autant de conformités morales avec
» le père, que l'autre avec la mère ;

» on en a déjà des preuves réitérées,
» on vous en prévient, et l'on vous
» présente ces deux enfans. Dans l'un,
» vous observez un regard farouche,
» des traits plus grossiers, des sourcils
» plus épais, une bouche insolente, un
» teint basané. — L'autre a le regard
» doux, le teint blanc; en un mot,
» c'est l'image de sa mère. Eh bien !
» direz-vous, j'ai peine à le deviner;
» mais il est possible, après tout, que
» l'enfant dont le visage m'offre les traits
» du père, ressemble à la mère quant
» aux qualités de l'ame. Qui n'apper-
» cevrait ici une absurdité manifeste,
» ou plutôt qui ne sentirait pas la vérité
» du contraire ? . . . . »

Voici encore un second exemple,
tiré du *Lavater rustique*, ouvrage que
je publierai bientôt, et qui milite encore en faveur de la Mégalanthropogénésie.

Dans la commune de *Reillanne*,
(*Basses-Alpes*) il existe une famille

respectable qui, depuis plus de trois cents ans, exploite, de père en fils, différentes fermes ; elle s'appelle *les Doyens.* Aujourd'hui, elle compte encore dix enfans vivans; tous ont la même stature, les mêmes traits, les mêmes goûts, la même adresse, et jusqu'au même ton de voix. Un des frères puînés avait été élevé à *Marseille* depuis l'âge de quatre ans, chez un de ses oncles, qui voulait le faire marchand épicier. *Charles Doyen* y resta jusqu'à l'âge de vingt ans ; mais ennuyé de manier le pilon, il aima mieux venir prendre, à l'exemple de ses pères, le soc de la charrue, et dans trois mois il devint un des plus habiles laboureurs de la contrée. L'adresse et le talent de ses ancêtres ont été chez lui manifestement héréditaires ; et quel autre que lui, s'il n'avait pas été un laboureur de race, aurait pu réussir en si peu de tems, et dans un âge où ses membres engourdis par la vie sédentaire et le défaut d'exercice, devaient l'avoir rendu si peu propre à la culture pénible des champs? Mânes d'*Helvétius !* rendez ici hommage à l'influence de la nature; l'éducation a été nulle, et néanmoins le talent de famille s'est développé d'une manière presqu'instantanée. Oh! que nos philosophes auraient écrit bien moins de romans, si, plus rapprochés du peuple, ils avaient vécu dans les campagnes, et avaient appris à s'éclairer des lumières des simples villageois : il existe plus d'un paysan du Danube,....

Si l'homme est de tous les animaux qui respirent, le plus parfait dans son organisation, et le seul capable de conquérir par la pensée le sceptre de la raison, il doit jouir éminemment des facultés d'une reproduction intellectuelle. Tous les êtres sont unis dans la nature par les anneaux d'une même chaîne; leur existence est le produit d'un mouvement uniforme dans l'économie vivante ; des lois constantes et régulières les asservissent à un richme particulier de végétation ou de vie ; et quand leur excitabilité est éteinte, la même cause qui les crée est aussi celle qui les détruit : mais le soufle qui les anime part d'un centre commun d'activité qui se régénère, et se communique par des émanations héréditaires, d'où il suit que le fils doit apporter nécessairement l'instinct, la raison, les mœurs et le caractère de son père. Le papillon apporte toujours en naissant la légèreté en partage ; l'abeille, l'économie ; la fourmi, la prudence ; le cerf, la prestesse ; le renard, la ruse ; le loup, la férocité ; le lion, le courage ; la tortue, la lenteur, etc. Pourquoi donc l'homme, qu'on peut appeler le souverain de tous les animaux, à raison de son intelligence, n'hériterait-il pas du génie de ses pères ? L'être le plus parfait aux yeux de la nature, serait-il le plus imparfaitement régi sous ses lois? Non, non, une pareille anarchie n'existe point dans notre économie; et si les hommes sont ingrats par intérêt ou par caprice, la nature est toujours généreuse par bonté et bienfaisante par amour.

D'après les expériences de *Camper*, il est reconnu que dans l'homme l'intelligence augmente, et est d'autant plus parfaite, que l'angle facial approche plus de quatre-vingt-dix degrés. *Cuvier* a démontré que plus la moële alongée est volumineuse dans un animal, plus son intelligence est exquise, *et vice versa*. Suivant *Lavater*, la partie osseuse du front, sa forme, sa hauteur, sa voûte, sa proportion, sa régularité ou son irrégularité, marquent la disposition et la mesure de nos facultés, notre façon de penser et de sentir : la peau du front, sa position, sa couleur, sa tension ou sa relaxation font connaître les passions de l'ame, l'état actuel de notre esprit. La forme, la couleur, la coupe des yeux, leur contour, sont encore, d'après *Buffon* et *Vinckelmann*, la lumière de la pensée et le miroir de l'intelligence humaine. Souvent aussi les sourcils seuls deviennent l'expression positive du caractère de l'homme ; témoins les portraits du *Tasse*, d'*Alberti*, de *Boileau*, de *Turenne*, de *Clarke*, de *Newton*. Ce trait seul caractérise chez les anglais le *penseur*. Enfin, un beau nez, dont l'épine sur-tout est large, annonce toujours des facultés supérieures ; ce trait est distinctif en Italie, et est absolument caractéristique pour les hommes célèbres de la France, ainsi qu'on s'en peut convaincre par la galerie de *Perrault* et de *Morin*.

Ce sont-là tout autant de caractères extérieurs qui constituent le *facies propria* des grands-hommes, et qui, se trouvant réunis à une forme de cerveau particulière au génie de chaque individu, peuvent et doivent nécessairement se transmettre dans la génération. Nier ici la conséquence de ce principe, ce serait contester l'existence du soleil. La pulpe cérébrane est regardée par les physiologistes modernes comme l'organe sécrétoire de la pensée, qui est plus ou moins rapidement conçue, plus ou moins éloquemment exprimée, selon que l'organe qui lui sert de filtre est plus ou moins fortement élastique, vibrant et expansif. Le jeu et les ressorts de ce mécanisme sont très-sensibles, mais le principe moteur nous est encore inconnu, et vraisemblablement il le sera pour tous les siécles. Cela posé, je dis qu'on hérite du cerveau de son père, comme on hérite de son teint, de sa couleur et de sa stature (1).

---

(1) Mon ami *Filolh de Sainte-Tulle* m'a dit souvent que rien n'est plus ordinaire à Rome, que de rencontrer dans les rues des *fachini* et des mendians qui portent sur leurs épaules la tête d'un *Cicéron*, d'un *César*, d'un *Auguste* ; et certaines bouquetières lui ont paru aussi belles que les

Un européen, en Afrique, n'engendre jamais un noir, ni un africain, en Europe, un blanc....... Quiconque connaît un peu les lois de la physique animale, sait l'influence qu'exerce sur la génération le mélange des races étrangères ; il en résulte toujours un fruit abâtardi, et qui devient le prototype d'une nouvelle espèce. Dans la physique végétale, la fécondation des pistils, par des étamines disparates, produit des monstres en botanique, dont le jardinier et le fleuriste savent tirer un très-grand parti. Pourquoi donc l'homme qui vit comme les plantes, qui naît, croît et se multiplie comme les animaux, ne dégénérerait-il pas par un entrecroisement défectueux ? Mais c'est trop s'appesantir sur un principe qui est d'une démonstration mathématique ;

Julie, les *Agrippine* et les *Poppées* ; mais le diamant reste pierre brute, tant qu'il n'est pas poli par le ciseau du lapidaire.

et s'il y a quelque chose d'étonnant dans le monde, c'est que l'idée de la Mégalanthropogénésie ait échappé à tant de grands-hommes, et que sa découverte ou du moins sa publication en ait été réservée au dix-neuvième siécle.

CHAPITRE III.

Mais ce n'est pas assez que d'avoir trouvé le secret de produire de grands-hommes; l'état, pour la gloire duquel ils vivent, doit une éducation gratuite à leurs enfans; c'est à lui seul qu'il appartient de faire éclore le germe du génie, et de favoriser par de sages institutions son développement. L'enfant qui sera de la race des gens d'esprit, deviendra, par l'éducation, ainsi que le pensait *Helvétius*, un homme supérieur, quelque science ou quelque art qu'il étudie, pourvu que les honneurs et les récompenses allument en lui la flamme des grandes passions. L'art peut donner aussi bien que la nature les tempéramens , et c'est vers leur plus grande fougue qu'il doit diriger tous ses efforts et tous ses soins. Une ame ardente , impétueuse est seule suscep- tible de s'enflammer pour l'amour de la gloire ; pour parvenir, rien ne lui paraît impossible , et les obstables qu'elle ren- contre multiplient ses triomphes. Le caractère des grands - hommes est tou- jours impétueux et fortement passionné. C'est l'éducation qui donne ce tempé- rament , et pour y réussir, il ne faut qu'exciter l'appétit des sens , par l'appât des grandes idées utiles à l'humanité , et faire naître dans le cœur de l'enfant la fièvre brûlante des honneurs et de la gloire.

« Un astre impérieux nous fait ce que nous sommes ,
« Et les jeux de l'enfance annoncent les grands-hommes;
» Tel Buffon , dans le sein d'un germe à peine éclos ,
» Déjà distingue un tronc , des fruits et des rameaux. »

D e L i l l e.

(37)

Le système de la Mégalanthropogénésie une fois reconnu vrai, il suffit, pour qu'on l'adopte, que le gouvernement invite tous les hommes d'un talent supérieur, à n'épouser que des femmes dont l'esprit sera cultivé, leur promettant une éducation nationale et gratuite pour leurs enfans. La pauvreté est presque toujours l'apanage des grands-hommes, et s'ils ont des enfans, ils sont hors d'état de pouvoir les élever dignement. Mais le plus souvent ils ne se marient pas, et s'éteignent sans postérité, uniquement parce qu'ils se jugent dans l'impuissance de pouvoir soutenir une famille. La mésalliance des races, et cette considération sont les seules causes de la disette générale des grands-hommes dans tous les pays et dans tous les siècles. L'exemple des *la Fontaine*, des *Linné* et des *Rousseau*, nous prouve combien *Minerve* tient rarement en main la corne d'abondance. L'aveugle *Plutus* préfère les

lambris dorés de la paresse et de la fu-
tilité. Pour prévenir cette calamité publique, voici le plan d'éducation nationale que je propose pour leurs enfans.

Il sera établi en France deux grands
collèges nationaux , qui porteront le
nom d'*Athénées*, et seront exclusivement consacrés à l'éducation des grands-
hommes choisis par le gouvernement,
sur un rapport motivé du ministre de
l'intérieur. L'un de ces *Athénées* est
destiné aux enfans mâles, et l'autre aux
jeunes filles. Ils y seront reçus à l'âge
de sept ans, et n'en sortiront que quand
le grand jury national aura prononcé
que leur éducation est finie. Tous les
enfans des membres de l'institut y seront
reçus de plein droit; quant aux autres,
le ministre de l'intérieur fera, chaque
année , au premier consul, un rapport
sur les titres de leur admission. Le choix
du gouvernement s'étendra depuis les
hautes sciences, jusqu'aux arts méca-
niques les plus utiles et les plus perfec-

tionnés. L'*Athénée* des jeunes filles sera établi au château de Versailles , et celui des garçons à Paris , dans le superbe édifice de l'Ecole militaire.

L'*Athenée* de Versailles sera régi par des personnes du sexe les plus éminentes par leurs vertus et leurs talens. L'éducation des jeunes filles y sera morale , physique et intellectuelle ; car, sans vertu , sans santé et sans esprit , en vain fonderait - on sur elles l'espérance de la patrie. On leur apprendrait les sciences, la littérature , les arts d'imitation et d'agrémens , ainsi que les devoirs d'une bonne mère de famille. Au sortir de l'*Athénée* , les filles qui se marieraient avec un élève de l'*Athénée* de Paris seraient dotées par le gouvernement , et recevraient une pension annuelle proportionnée à la supériorité de leurs talens. Leur mariage serait célébré avec pompe , et honoré de la présence des consuls.

L'*Athénée* de Paris réunirait tout

ce qu'il peut y avoir de plus beau et de plus majestueux en bâtimens et en décorations ; un superbe édifice qu'on habite agrandit les idées , et donne un essor puissant à l'imagination. Les élèves seront distribués en autant de classes qu'il y a de sciences ou d'arts différens. Chaque élève cultiverait de préférence le talent de son père, et recevrait des honneurs et des distinctions relativement à ses progrès. La multiplicité des connaissances en fait toujours la médiocrité. Chaque salle d'études serait décorée des attributs de la science ou de l'art qu'on y enseignerait, ainsi que de l'histoire et du buste des grands-hommes qu'ils ont produits. L'éducation des sens commence et perfectionne celle des idées , et il suffit qu'ils soient violemment émus, pour que l'intelligence prenne un essor extraordinaire. Familiarisez l'enfance avec la gloire et les dangers , et les héros naîtront en foule....,. Promenez les regards de l'enfance sur les tableaux des *Rubens* et des *Raphael*, et vous aurez des *Michel-Ange....* Faites prendre à l'enfance le télescope des *Keppler* et des *Cassini*, et vous aurez des *Lalande* et des *Herschell....* Jusqu'ici on a négligé l'éducation du premier âge, et l'on a peu réfléchi sur l'influence des premières impressions. *L'essentiel est, comme le dit Platon (1), de bien commencer; on fait ce qu'on veut de l'âge tendre; il reçoit les bonnes et les mauvaises impressions avec la même facilité; c'est une cire molle qui prend d'abord toutes les empreintes; un arbrisseau qui conserve tous les plis qu'on lui donne. L'imitation à laquelle les jeunes gens ne sont que trop naturellement portés, laisse après elle de fortes habitudes, qui ont un prodigieux ascendant sur le reste de la vie.*

---

(1) *République de Plat. L. V.*

Les exercices de l'*Athénée* seraient partagés en gymnastique et en musique, c'est-à-dire, qu'on s'y occuperait à-la-fois de l'éducation du corps et de l'esprit. Les exercices de la gymnastique seraient non en commun, mais particuliers à chaque classe, l'élève de *Mars* et de *Minerve* n'étant pas destinés à parcourir la même carrière. Les décadis, il y aurait des courses publiques, des évolutions, des combats simulés, des promenades botaniques, des équitations, des concerts et des discours oratoires. Quant au plan d'études et à la distribution des cours, les voici tels que je les conçois.

Salle de Mars.

Les élèves de cette classe étant destinés à illustrer les armées françaises, auront une salle décorée de tous les attributs de la guerre. Les victoires célèbres et mémorables des français y seront gravées sur les murs ou représentées en mosaïques ; des colonnes de granit y soutiendront le buste de tous les grands capitaines, tant anciens que modernes. Celui de *Bonaparte*, couronné par la Victoire, serait en face de la chaire du professeur. Chaque jour, après les leçons, le professeur rappellerait l'histoire abrégée d'un des grandshommes dont il montrerait l'image, et il finirait par ces mémorables paroles : *Enfans de la patrie, imitez ce héros, il fut le bienfaiteur de l'humanité ; la gloire et l'orgueil national vous le commandent, l'Europe vous contemple et l'immortalité vous attend.* Une musique guerrière acheverait de porter l'enthousiasme dans tous les cœurs.

Salle de Minerve.

Les attributs des sciences physiques et morales, ainsi que de tous les arts, seront retracés dans cette salle sur des tapisseries des Gobelins. Les bustes des savans, des poëtes et des artistes y seront placés sur des stylobates en marbre noir. Il y aura des cours pour chaque science et chaque art particulier. Les salles de peinture, de sculpture et d'architecture présenteront les plus beaux modèles; les élèves devront avoir sans cesse devant les yeux les chefs-d'œuvre de toutes les écoles, tels que les tableaux des *Lebrun*, des *Poussin*, des *Titien*, des *Véronèse*, des *Guerchin*, des *Carrache*, des *Vien*, des *David*, des *Regnault*. Dans l'atmosphère du génie, l'esprit comme le corps se nourrit par les pores. Il nous arrive à tous, dit un grand-homme de l'autre siècle, de prendre les habitudes, le goût et les mines de ceux que nous fréquentons familièrement; nons nous assimilons en quelque sorte tout ce que nous affectionnons, et de deux choses l'une, ou c'est l'objet aimé qui nous transforme à son gré, ou c'est nous qui tàchons de le transformer au nôtre. Tout ce qui est hors de nous agit sur nous, et éprouve une action réciproque de notre part ; mais rien n'opère aussi efficacement sur notre individu, que ce qui nous plaît, et rien n'est plus aimable, sans doute, ni plus propre à nous toucher, que l'image des héros...... Notre visage conserve long-tems le reflet de l'objet admiré. Chaque jour, après les leçons ordinaires, le professeur s'adresserait aux élèves, en leur disant : *Enfans du génie et des beaux-arts, les grands hommes sont aujourd'hui immortels ; comme le phénix, ils renaissent de leurs cendres : c'est à vous à mériter l'admiration de votre siècle et la reconnaissance de la postérité, par l'éminence de vos vertus et de vos talens.*

Pour prouver l'influence des objets extérieurs sur les sens, et par suite sur le génie des artistes, qu'il me soit permis de dire quelque chose de la beauté idéale des anciens, de la belle nature et de son imitation. Je prendrai encore

pour guide un homme à qui on ne con-
testera point de grands talens physiognomoniques, et qui a su apprécier
jusqu'à quel point l'imagination humaine
peut se monter à la vue d'images vi-
vantes ou de tableaux parlans (1).

Parmi les ouvrages de l'art, le premier rang a toujours été assigné aux
statues grecques des beaux siécles de
l'antiquité ; l'art n'a jamais produit rien
de plus sublime, ni de plus parfait,
c'est-là une vérité généralement reconnue, et je le suppose du moins pour
le moment. Mais dans quelle source
les anciens ont-ils puisé l'idée de cette
beauté parfaite, de cette beauté en
quelque sorte surhumaine ? On peut ré-
pondre à cette question de deux manières différentes : « Ou bien il faut
» croire que leurs artistes savaient
» mieux que les autres se remplir d'i-
» dées sublimes ; que leur imagination

____

(1) *Essai sur la physiog. Tom. II.*

» créait des formes plus parfaites ;
» qu'enfin, leurs ouvrages étaient le
» fruit d'un génie poétique supérieur à
» celui des modernes. — Ou bien, il
» faut dire qu'ils avaient sous les yeux
» des modèles plus parfaits, une plus
» belle nature, qui donnait le ton à
» leur imagination, et d'après laquelle
» ils produisirent leurs chefs-d'œuvre ».

Ainsi, les uns regardent les monumens de l'ancienne Grèce comme autant de nouvelles créations, tandis que
d'autres les considèrent comme des imitations poétiques d'une nature parfaitement belle.

J'embrasse cette dernière opinion,
qui me paraît la mieux fondée.....
Les beaux ouvrages de l'art supposent
donc toujours des prototypes encore
plus beaux, une nature plus belle encore, et, de la part de l'artiste, un œil
fait pour appercevoir et pour saisir
les beautés. Le *génie* ne peut se passer
du secours des *sens ;* sans eux, il n'est

qu'un flambeau éteint ; il a besoin d'être affecté, d'être entraîné par les objets extérieurs. (Lisez *Aristote*, *Gassendi*, *Locke* et *Condillac*.) Il prend le ton de son siécle, tout comme il lui donne le sien, et en quelque sorte il ne fait que lui rendre sous d'autres formes les matériaux qu'il en a reçus. Après cela, voudrait-on nous persuader que les Grecs n'ont point imité la nature ; qu'ils n'ont point choisi leurs modèles dans le monde réel qui les environnait, et qui affectait immédiatement leurs sens ; que leurs ouvrages sont autant de créations arbitraires, le fruit d'une heureuse imagination ; qu'ils ont été faits, pour ainsi dire, d'après les apparitions d'un monde supérieur. Pour moi, je suis persuadé que les anciens ont puisé dans la source commune qui nous fournit l'idée de tous nos ouvrages, je veux dire, dans la nature, dans les ouvrages de leurs maîtres, dans leur propre imagination, et dans les sensations qu'elle leur faisait éprouver. Il est vrai qu'ils avaient sous les yeux le sang le plus beau de la terre, la beauté même personnifiée. Nous n'avons au contraire pour règle du beau, que des statues inanimées. Tandis qu'un *Charles Maratte* était obligé de recopier sans cesse le visage de sa fille dans toutes les figures de la Vierge, les Grecs, plus heureux, trouvaient à chaque pas des formes élégantes, et n'avaient, pour ainsi dire, que l'embarras du choix. Cette beauté nationale tenait sans doute bien plus à la pureté des races, aux fruits de l'éducation, qu'aux influences du climat. Quels hommes eussent été ces Grecs si fameux dans l'antiquité, s'ils eussent connu l'art de la Mégalanthropogénesie ? Et quelle puissance sur la terre aurait pu subjuguer un peuple de héros, de savans, d'orateurs et de politiques sans cesse renaissans ?....

CHAPITRE IV.

Je n'entrerai pas dans de plus grands détails sur le régime intérieur de l'*Athénée*; les lois réglementaires appartiennent au gouvernement, et c'est à lui à régler les heures d'études et le mode d'enseignement. Il me suffit d'avoir fait connaître par quels moyens on peut cultiver en France la pépinière des grands-hommes, et les soins qu'il faut prendre pour prévenir leur abâtardissement. Je crois avoir démontré jusqu'à l'évidence la vérité de mon système : tout être qui pense doit en désirer l'exécution. Voilà sans doute un de ces projets qui sont vraiment utiles, et qu'un génie tel que *Bonaparte*, né pour opérer des merveilles, ne laissera pas échapper. Si la boussole ouvrit à l'homme le chemin de l'univers, et lui en applanit la route, la Mégalanthro-

pogenésie ouvrira au savant le labyrin-
the de la nature; ses secrets lui seront
dévoilés, et la puissance créée (temoin
déjà les nouveaux phénomènes de la
chimie) atteindra peut-être un jour le
pouvoir créateur.

Un grand jury national, présidé par
le premier consul, prononcerait, le premier jour complémentaire, sur la sortie
des élèves de l'*Athénée*, qui auraient
achevé leur éducation, et désignerait
les places qu'ils devraient occuper.

Tous les ans, à la fête de la République, le premier consul donnerait une
récompense nationale aux six élèves de
chaque *Athénée*, qui se seraient le plus
distingués dans le cours de leurs études, et ce serait ce jour-là que l'on cé-
lébrerait les mariages mégalanthropogéniques. Bientôt la fête du premier
vendémiaire deviendrait aussi célèbre
que celle des jeux olympiques de l'ancienne Grèce ; le monde savant accour-
rait à cette cérémonie, et contemple-

rait avec admiration ces couples fortunés, destinés à devenir le foyer des connaissances et des lumières qui doivent éclairer un jour l'univers. *Honorons les grands-hommes*, a dit un philosophe, *et les grands - hommes naîtront en foule.* L'esprit est une semence qui ne fructifie que par les honneurs ; aussi désirerais-je encore que la mort d'un grand-homme s'annonçât par un deuil général dans les deux *Athénées*, et que son corps, embaumé suivant la pratique des anciens, fût déposé ensuite au temple de l'Immortalité, avec un éclat et une pompe extraordinaires. Je vais transcrire ici le projet que je fis insérer dans le journal officiel du 11 brumaire an 9, sur l'embaumement des grands-hommes en France, à l'imitation des Egyptiens ; il s'adapte très-bien à mon système de la Mégalanthropogénésie.

(1) « Je sors de la bibliothèque na

____

(1) *Extrait du Moniteur univ.*, 11 *brum. an* 9.

» tionale, et parmi les antiquités rares
» apportées d'Egypte, j'ai sur-tout re-
» marqué la momie qu'on voit à gau-
» che en entrant dans la salle des mé-
» dailles. J'ai long-tems fixé les yeux
» sur cette figure rembrunie, et dont
» l'existence remonte peut-être à plus
» de trois mille ans. Cette tête, sans
» doute, me suis-je dit, a appartenu
» à quelque roi, à quelque conqué-
» rant, et ses traits en sont conservés
» à la postérité la plus reculée. Que les
» Egyptiens étaient grands, lorsqu'ils
» conçurent la sublime idée de trans-
» mettre aux siécles à venir l'image,
» pour ainsi dire toujours vivante, de
» leurs héros! Ce peuple philosophe
» avait voulu en quelque sorte créer
» l'immortalité des corps, ou du moins
» retarder l'effet des lois de la nature,
» qui veulent que tout soit détruit. En
» effet, les fameuses pyramides et les
» autres monumens publics, restes de
» la grandeur des *Ptolomées* et des

» *Sésostris*, peuvent bien attester la
» gloire et la puissance des rois et
» des peuples de l'ancienne Egypte ;
» mais ce qui justifie le plus à mes
» yeux leur antique renommée, c'est
» la magnificence de leurs tombeaux,
» et leurs soins religieux pour les morts.
» Cet acte seul de politique annonce
» une grandeur réelle dans les idées
» de leur gouvernement. Ceux qui sa-
» vent assez apprécier le talent et le
» génie d'un grand-homme, pour dé-
» sirer de le rendre en quelque sorte
» immortel, ne sont pas éloignés de
» devenir de grands – hommes eux-
» mêmes.

» De tous les héros qui ont illustré
» le monde, il ne reste plus que quel-
» ques cendres éparses çà et là dans
» leurs tombeaux. Il est vrai que les
» *Apelle* et les *Phidias* modernes peu-
» vent bien transmettre leurs traits à
» la postérité, mais la toile et le mar-
» bre n'ont qu'une éloquence froide et

» inanimée; on n'éprouve jamais, en
» voyant leurs productions , le tres-
» saillement de joie et d'admiration
» dont on est saisi en présence d'un
» héros bienfaiteur de l'humanité. En
» voyant aujourd'hui à la bibliothèque
» nationale, l'armure de *François Ier*,
» je me suis bien rappelé qu'il fut le
» restaurateur, en France , des lettres
» et des beaux - arts : mais combien
» n'aurai-je pas été plus ému, si, sous
» ce casque , sous ce bouclier, sous
» cette cuirasse, j'avais pu voir debout
» ce même roi prisonnier de Charles V
» à Pavie ! ! ! Ah ! que j'aurais ad-
» miré sur-tout cette main, écrivant,
» après sa défaite : *Tout est perdu,*
» *madame, fors l'honneur....*
» Pourquoi donc aujourd'hui que,
» sous le nouveau gouvernement, en-
» couragement et protection sont don-
» nés aux arts et au génie, n'adopte-
» rait - on pas, en la perfectionnant
» encore, la pratique si ancienne en

» Egypte, d'embaumer nos grands-
» hommes après leur mort? Si nous
» voulons devenir grands et servir de
» modèle aux autres peuples, com-
» mençons dès aujourd'hui à former
» la galerie des héros qui se sont im-
» mortalisés par leurs travaux ou leurs
» bienfaits. Là, l'homme-de-lettres,
» le philosophe et le guerrier vien-
» draient, pour ainsi dire, étudier la
» physionomie du savant et du héros
» qu'ils veulent prendre pour modèle.
» Peut-on douter de l'effet que pro-
» duirait sur un jeune homme enflammé
» du noble désir de la gloire ou de
» l'amour des sciences, la figure na-
» turelle et vraie d'un *Desaix* ou d'un
» *Buffon*, d'un *la Tour d'Auvergne*
» ou d'un *Rousseau*?

» Cette idée, que j'émets à la hâte,
» ne peut être perdue pour un gou-
» vernement qui a déjà tout fait pour
» la gloire et la prospérité nationales.
» En conséquence, je désirerais que

» l'on nommât un conservatoire d'em—
» baumement pour les héros et les
» sages que la mort enléverait à leur
» siécle.

» Le temple de *Mars* pourrait servir
» de galerie pour les illustres guerriers
» que le gouvernement jugerait dignes
» de cet honneur.

» Cette galerie ne serait ouverte que
» le 1er. vendémiaire, époque de la
» translation et de l'inauguration du
» héros qui serait mort dans l'année.
» Cependant, tant que la guerre serait
» déclarée à l'étranger, on exposerait
» aux regards des enfans de la patrie
» et de tous les citoyens français *la ga-*
» *lerie des héros.*

» Le panthéon français serait la de-
» meure des sages et des philosophes
» qui auraient illustré leur siécle par
» leurs écrits. Le gouvernement ju—
» gerait ceux qui, après leur mort,
» seraient dignes de cet honneur. Le
» 1er. germinal serait l'époque de leur

» translation et de leur inauguration au
» panthéon. Tous les jours, les jeunes
» gens seraient admis à les visiter.

» Le conservatoire d'embaumement
» pourrait se servir de la méthode de
» *Ruych*, renouvellée par *Chaussier*,
» pour conserver au naturel les traits
» et la figure des grands-hommes qu'il
» embaumerait; et ce serait à ses soins
» et à ses travaux que la France répu-
» blicaine devrait un de ses plus beaux
» monumens, et l'un de ses plus pré-
» cieux trésors en histoire naturelle.»

Les dépenses qu'occasionneraient les
deux *Athénées* que je propose, ne sont
rien, si l'on calcule les immenses avantages qu'il en résulterait pour le per-
fectionnement des sciences et les progrès de l'esprit humain. Si jamais il y
eut de révolution digne de faire le tour
du monde, ce serait sans doute celle
des talens et des lumières qui, en se
disséminant de proche en proche, pé-
nétrerait chez les *Esquimaux* et les

Otomaques. Il appartient sans doute à la nation française de donner cette impulsion au génie, et de se montrer digne de l'admiration et de la reconnaissance de tous les peuples, en devenant aussi grande à la paix que célèbre durant la guerre. Par quelle fatalité les gouvernemens se sont-ils toujours occupés de perfectionner la race des quadrupèdes domestiques, et ont entièrement négligé celle de l'espèce humaine ? Dans tous les pays civilisés, je trouve des lois, des règlemens en faveur des haras, des troupeaux et de l'agriculture ; mais nulle part je ne rencontre *Diogène* avec sa lanterne. L'homme est-il donc le seul être indifférent pour l'homme ? Et pourquoi n'est-ce qu'au commencement du dix-neuvième siécle qu'une société de philantropes s'est vouée à son observation (1) ? Serait-ce parce que le despotisme, ac-

_____

(1) Société des Observateurs de l'homme, établie à Paris en l'an 8.

coutumé à régner moins sur des hommes que sur des esclaves, aurait craint de propager les lumières, et d'être ensuite détrôné par la philosophie?..... S'il fut jamais important de perpétuer la race des grands-hommes, c'est sur-tout celle des fondateurs de la république qu'il faut éviter de perdre, ou de laisser abâtardir. Gouvernement français! c'est à toi de calculer l'heureuse influence de la Mégalanthropogenésie, et sur la stabilité de la république et sur le bonheur des nations. Un coup — d'œil de *Mécène* et d'*Auguste* fit éclore les *Horace* et les *Virgile*; le règne de *Louis XIV* a produit les *Bossuet* et les *Fénélon*, les *Corneille* et les *Racine*; les *Médicis* ont été les restaurateurs des beaux — arts en Italie, et *Bonaparte* n'achevera de faire la conquête du monde moral et politique, qu'en élevant au génie toujours vivant le temple de l'Immortalité.

SECONDE PARTIE.

APPENDICE

SUR LA GÉNÉRATION.

MALGRÉ l'état actuel de nos connaissances en médecine, nous ne sommes guère plus avancés aujourd'hui que du tems d'*Hippocrate* ou d'*Aristote*, sur la génération. Quatre systèmes ont tour-à-tour enchaîné les esprits et captivé les écoles. Le plus ancien de tous est celui des *Séministes*, qui croyaient au mélange des deux liqueurs séminales dans la matrice ; mais les découvertes de *Stenon*, de *Malpighi*, de *Valisnieri* lui substituèrent le systême des œufs, qui, à son tour, fut remplacé par les animaux spermatiques, découverts dans la semence par les observations microscopiques du célèbre *Levenhœck* ; enfin, l'un des plus beaux génies du

dix - huitième siécle a donné l'ingé-
nieuse hypothèse des molécules organiques. Ce dernier système explique très-
bien les ressemblances ; et s'il n'est pas
permis à l'esprit humain de pénétrer les
secrets de la nature , du moins on peut
dire que *Buffon* est de tous les naturalistes celui qui a le plus approché de
la vérité. Mais qu'importe le mécanisme de la génération , pourvu que
l'on connaisse les ressorts qui, mis en
jeu , arrêtent , changent ou modifient
ses produits ; à ce titre , nous ne sau-
rions passer sous silence l'ouvrage pi-
quant et vraiment curieux du citoyen
Millot , sur l'*Art de procréer les
sexes à volonté*. Nous n'adopterons ni
rejetterons pour le moment son systême , nous voulons auparavant constater sur un couple de jeunes brebis, si
chaque ovaire produit un sexe différent ; mais nous croyons faire plaisir
à nos lecteurs , et compléter notre Essai
sur la Mégalanthropogenésie, en donnant

une esquisse de l'ouvrage ingénieux du citoyen *Millot*, renvoyant à l'original ceux qui désireront avoir un système complet de génération (1).

CHAPITRE PREMIER.

Du mode de procréer un sexe de préférence.

C'EST plus communément le hasard que la volonté, dit le citoyen *Millot*, qui jusqu'à présent a procuré les sexes ; car mon opinion, quoiqu'un peu connue, est encore comme une goutte d'eau dans l'océan.

C'est un mouvement de plus ou de moins qui, au moment de la fécondation, détermine le sexe ; mais si la femme veut s'abstenir de tout mouve-

---

(1) Se trouve à Paris, chez Millot, rue du Four Saint-Honoré, n°. 455. Migneret, imprimeur, rue du Sépulcre, n°.

ment; et si, au lieu de garder un parfait aplomb, elle s'incline un peu plus sur le *côté droit*, à coup sûr il en résultera un garçon, si la trompe et l'ovaire sont sains de ce côté; si, au contraire, elle s'incline un peu sur son *côté gauche*, elle donnera la vie à une fille, si la trompe et l'ovaire sont sains. Ce mode n'est ni pénible, ni douloureux *à pratiquer* : essayez en conséquence, lecteur, et vous serez content.

L'anatomie nous fait voir dans le milieu de la cavité de l'*uterus* une légère élévation qui le partage, et forme de chaque côté un demi-canal ou chemin creux qui conduit à chaque trompe; chaque trompe se dirige sur son ovaire, et ne peut le faire vers l'autre.

C'est cette structure et cette organisation qui font que les deux *ovaires* peuvent être fécondés simultanément, si la femme garde un parfait aplomb, *ce qui est bien difficile dans un lit ordinaire*. C'est cette structure qui fait

qu'elle donne l'être en même-tems à
des individus de différens sexes, lorsqu'elle a dans chaque ovaire des œufs
en maturité parfaite (1); tandis qu'elle
est doublement, triplement, et quelquefois quadruplement fécondée du
même sexe, si elle n'a pas gardé l'a-
plomb, et s'il s'est trouvé dans le même
ovaire plusieurs œufs assez mûrs, assez
saillans pour être fécondés; car il ne
faut pas croire que tous les œufs soient
en état d'être fécondés au même moment. *Il y a plus de cas où il n'y a
pas un œuf en état de l'être*, que de
ceux où il s'en trouve plusieurs. Vous
voyez, lecteur, que tout le mystère
consiste *dans la fécondation de l'un
ou de l'autre des ovaires.*

Dans un ouvrage qui a pour titre :
La Génération de l'Homme, ou Ta-

____

(1) J'entends par maturité parfaite, l'œuf qui
contient les élémens nécessaires à la formation de
la créature, ce qui le rend plus saillant.

bleau de l'Amour conjugal, par le docteur *Venette*, on trouve, dans le chapitre où cet auteur traite du premier degré de l'homme, page 135, son opinion ainsi conçue :

« Pour confirmer ma pensée, je puis
» dire ce que l'expérience m'a appris
» sur cette matière. Je connais quel-
» ques femmes qui ont toujours accou-
» tumé de se coucher sur le côté droit
» lorsqu'elles dorment avec leurs ma-
» ris, et c'est aussi dans cette posture
» qu'elles sont caressées, et conçoivent
» toujours des garçons. On ne saurait
» donner d'autre raison de ce qui ar-
» rive de la sorte, que celle qui fa-
» vorise mon sentiment ; car la semence
» de l'homme étant reçue dans la ma-
» trice de la femme, située dans la
» posture que nous avons marquée, ne
» peut *tomber*, par son propre poids,
» que dans la *corne droite*, où les gar-
» çons sont le plus souvent formés. C'est
» une remarque qu'a fait *Rasis*, aussi

» bien que moi, lorsqu'il dit que les
» femmes qui se couchent sur le côté
» droit, ne font presque jamais de
» filles. »

L'idée de féconder le côté droit de
préférence au gauche, pour avoir des
garçons, n'est pas nouvelle, comme
vous le voyez, lecteur, puisque *Rasis*
ou *Rases*, fameux médecin et accoucheur arabe, vivait au neuvième siécle;
mais il y a une grande différence entre
l'opinion de ce docteur et la mienne,
et entre leur conseil et le mien.

Si ce conseil eût été aussi parfait que
ces auteurs l'ont cru, il y a long-tems
que l'on procréerait les sexes à volonté,
car le *Tableau de l'Amour conjugal*
est entre les mains de tout le monde depuis plus d'un siècle.

L'opinion de ces auteurs n'est fondée
que sur l'observation, « que les femmes
» qui se couchent habituellement sur
» le *côté droit*, et qui sont caressées
» dans cette position, donnent plus sou-

» vent le jour à des garçons qu'à des » filles. » C'est déjà beaucoup que cette observation ; mais ils ne savent pas le pourquoi ; tandis que mon opinion repose sur l'observation anatomique et sur la loi de la nature, qui a donné à chaque *ovaire* la faculté d'élaborer un sexe, comme elle a donné à différentes greffes appliquées à chaque côté d'un arbre, la vertu de produire des fruits de différentes espèces, de différentes saveurs et qualités, quoique nourris par le même arbre, comme la poire et la pomme, la prune et l'abricot.

Le docteur *Venette* donne pour raison, que la semence de l'homme ne peut *tomber* que sur la *corne* ou *trompe* droite, quand la femme est couchée sur ce côté.

Dans ce tems-là, on ne connaissait pas *l'aura seminalis*, la partie *gazeuse* de la semence ; on ne savait pas que cette portion de la liqueur séminale de l'homme, qui va pénétrer l'œuf, en un mot, que celle qui féconde la femme, ne *tombe* jamais, et qu'elle tend au contraire à s'*élever* ; ce qui fait qu'elle peut se porter à l'*ovaire gauche*, dans la position dont parle *Venette*. D'ailleurs qui peut assurer que, dans cette position, le *canon de la vie* n'est pas dirigé vis-à-vis l'orifice de la trompe gauche ?

Ceci dépend de l'élévation du lit, si l'homme est debout ; mais s'il est couché à côté de sa femme, qui, ayant naturellement les hanches plus évasées que lui, doit nécessairement se trouver plus élevée, elle donnera, par conséquent, au canon de la vie une direction favorable à la trompe gauche.

Cette méthode est fautive, *Rasis* s'en est bien apperçu, car il dit que, dans cette position, les femmes ne font que rarement des filles ; il n'affirme pas comme le docteur *Venette*, qui dit qu'elles font toujours des garçons.

Je suis certain que cette méthode est fautive, et je certifie n'avoir jamais

reçu de garçons procréés, à ma connaissance, par cette méthode, tandis
que j'ai reçu dans quatre familles onze
filles procréées dans cette position.

Je suis persuadé que, dans cette
position, le *canon de la vie* répond à
l'orifice de la *trompe* gauche plus souvent qu'a celle de la *trompe* droite;
car, pour qu'il répondît à la droite,
il faudrait que l'homme se trouvât beaucoup plus élevé que la femme. C'est
cette opinion qui me fit prédire une
sixième fille au baron de***, lorsqu'il
eut fécondé sa femme à sa manière,
pour la sixième fois, dans cette position à peu près; car il était debout,
et sa femme couchée sur le côté droit,
au bord du lit.

*Pour réussir parfaitement, il ne
faut qu'une inclinaison moyenne
sur le côté que l'on veut féconder.*
Je ne vois pas d'impossibilité à ce qu'on
réussisse quelquefois en mettant la
femme sur le côté; mais je crois qu'on

manquera souvent son objet de cette manière, tandis qu'on ne le manquera jamais de l'autre.

L'opinion de ces deux hommes cé-lèbres, *Rasis* et *Venette*, prouve au moins que je suis autorisé à conseiller la fécondation d'un *ovaire de préfé-rence à l'autre*, suivant le sexe que l'on désire. Je crois avoir assez bien prouvé qu'ils sont séparés et non mêlés dans *chaque ovaire*, comme le croient ceux qui disent que la *génération est un métier d'aveugles*.

Il y a trente ans et plus que l'inspec-tion anatomique des ovaires (1) m'a fait naître l'idée que l'on pourrait à volonté

---

(1) J'ai vu sur l'*ovaire droit* d'une femme qui avait donné le jour à sept garçons, les preuves de sept fécondations, tandis que son *ovaire gauche* était squirrheux. Sur l'*ovaire gauche* d'une autre qui avait procréé quatre filles, j'ai trouvé les quatre preuves de fécondité, tandis que son *ovaire droit* était lisse, plus petit que l'autre, sans être squirrheux.

procréer le sexe que l'on désire ; il y a trente ans et plus, que je médite cette idée , et que je la fais exécuter : je n'y ai rien trouvé de contraire à la raison , ni au bonheur des humains et des gouvernemens. *C'est ici le moment de la renouveler et de la propager, puisque nous avons des millions d'hommes à remplacer.*

L'observation des docteurs *Rasis* et *Venette* nous prouve encore que ce ne sont pas les molécules que l'on peut soumettre au microscope, qui fécondent la femme ; car ces molécules versées à l'origine de la trompe droite, quand la femme est couchée sur ce côté , enfileraient cette même trompe, si elles avaient la vertu prolifique , comme la portion invisible de la liqueur séminale.

CHAPITRE II.

Expériences et preuves qui confirment mon opinion sur la production d'un sexe de préférence.

Vous avez vu, lecteur, l'origine de mon opinion ; tout ce que j'ai lu depuis ce tems, m'a confirmé qu'elle est bonne, meilleure que toutes les autres, et m'y a fait persévérer. J'ai beaucoup d'expériences qui viennent à son appui, et qui prouvent la facile possibilité de procréer un *sexe de préférence*, chez une femme physiquement bien organisée.

Si, dans cet écrit, je pouvais nommer les personnes qui, d'après mes principes, ont fait ces épreuves avec succès, le reste de mes concitoyens serait bientôt persuadé de la réalité de mon assertion ; mais que ceux qui douteront encore, en fassent eux-mêmes l'expérience, s'ils veulent en acquérir la certitude ; ils sont libres de venir me trouver, je leur en nommerai assez pour les satisfaire.

J'ai reçu un sixième enfant d'une mère qui, avec le plus grand intérêt, et conséquemment le plus grand désir de donner le jour à un garçon, devenait grosse presque tous les ans, et chaque fois mettait au monde une fille. A la naissance de cette sixième fille, (que je ne reçus, que parce que l'accoucheur qui m'avait précédé dans cette maison, était mort) le père et la mère fondirent en larmes. Après l'explosion de leur chagrin, ils m'en communiquèrent la cause ; je leur assurai qu'il y avait du remède, et que, s'ils voulaient suivre mon avis, ils auraient un garçon au premier accouchement.

Dans le premier moment, ils reçurent cette assertion comme une honnête consolation ; mais, par la suite, étant

entrés avec moi dans des détails nécessaires, ils se laissèrent d'autant plus
facilement persuader, que les six filles
avaient été faites, le mari couchant à
la gauche de sa femme, d'après la lecture de *Michel-Procope Couteau*, auteur de l'art de faire des garçons, en
fécondant le côté gauche (1).

On conçoit facilement que le lit doit
creuser plus du côté de la femme où
couche le mari, que de l'autre côté;
que conséquemment l'inclinaison est in-
volontairement faite; et que, de cette
position, sont nées les six filles de cette
dame. En un mot, ils ne s'exposèrent

---

(1) Cet homme s'appelait *Chavodon de Sainte-*
Maure, président à la ci-devant cour des aides ou
de la chambre des comptes. Ses deux fils doivent
certainement leur existence à ma manière d'opérer.

—Je connais à *Reillanne*, (*Basses – Alpes*) un
homme qui, en couchant à la gauche de sa femme,
a eu onze filles de suite sans garçons ; tandis qu'un
autre de *Sainte - Tulle*, qui couchait à la droite,
a eu cinq garçons. (*Note de Robert.*)

pas à une septième grossesse , sans prendre les précautions nécessaires pour *féconder* un *œuf mâle* , et j'ai eu la satisfaction de leur donner autant de garçons qu'ils en désiraient.

J'ai accouché plusieurs femmes qui, à la seconde ou à la troisième fille, se désolèrent, et me fournirent ainsi l'occasion de leur indiquer le moyen d'avoir des garçons , et elles en ont eu plusieurs. Une seule parmi elles n'a plus eu d'enfans, malgré toutes ses tentatives pour avoir des garçons; et comme elle vit encore, et qu'il y a apparence qu'elle vivra plus que moi , je ne pourrai vérifier, comme je le crois, si son ovaire ou sa trompe du coté droit est obstruée.

Dans une famille, j'ai reçu six filles avant que le père se décidât à mettre mon moyen a exécution. Le mari qui seul était dans la confidence , désirant féconder sa femme pour la sixième fois , se ressouvint de mes principes, mais il crut faire mieux, en conséquence il opéra à sa fantaisie, et manqua encore son objet. C'est celui à qui j'annonçai une sixième fille, à cinq mois de grossesse, quand il m'eut expliqué sa manière de procéder, qu'il croyait bien supérieure à la mienne.

Je lui fis concevoir pourquoi cette méthode est fautive. Par sa structure et la position qu'il avait gardée, il me parut impossible que le *canon de la vie* ne fût pas dirigé vis-à-vis l'orifice de la trompe gauche. Il répara sa faute; quinze ou dix-huit mois plus tard, sa femme accoucha d'un garçon, après avoir pratiqué mon moyen. Les circonstances m'ont fait perdre de vue ces honnêtes gens, je ne sais combien ils ont eu de garçons.

La vertueuse épouse d'un homme célèbre par son nom, et qui a joué un funeste rôle dans la révolution, après avoir donné le jour à deux garçons, sachant que j'avais un moyen de faire procréer le sexe à volonté, désira connaître

celui de procréer une fille qu'elle sou-
haitait ardemment; mais craignant qu'il
n'y eut dans cette leçon quelque chose
qui pût faire souffrir sa pudeur, elle
me fit demander ce moyen par *sa dame
d'honneur* : ma réponse fut courte et
simple. Comme elle avait contracté l'habitude de coucher à l'un des bords de
son lit, et que, par l'adoption de ce bord,
son mari était obligé de coucher à sa
droite, je lui donnai le conseil de coucher à l'autre bord du lit, qui était
également accessible des deux côtés ;
par ce moyen, son mari lui fit involon-
tairement deux filles de la même fécondation : aussi, après cette couche,
elle reprit l'usage de l'autre bord du lit,
et elle eut son troisième fils.

Une femme qui avait déjà un garcon,
désirait une fille : ayant besoin d'une
grossesse pour remédier à un accident
que lui avait occasionné une fausse
couche, elle ne se mît dans le cas de
devenir grosse que cinq jours **avant**

son époque, et prit la précaution nécessaire pour que son mari fécondât l'ovaire gauche. L'époque des règles manqua ; par ce fait, elle se crut certaine de sa grossesse, parce qu'elle était parfaitement réglée. Enfin, de cette unique possibilité de fécondation, elle accoucha d'une fille, aujourd'hui mère de plusieurs enfans.

Une autre qui avait une fille de 18 à 20 ans, et qui n'avait plus eu d'enfans depuis ce tems, parce que son mari couchait toujours à sa droite, ayant entendu faire quelques plaisanteries sur mon mode de fécondation, m'envoya demander s'il était vrai que l'on pût donner la prédilection à un sexe, et quel était le moyen d'obtenir une fille : je le lui indiquai, et je l'ai accouchée de cette fille unique.

J'en ai beaucoup d'autres à citer ; je pourrais y ajouter mes expériences particulières, mais je craindrais de devenir ennuyeux.

Je certifie que, depuis la connaissance des ovaires que j'ai cités plus haut, j'ai toujours obtenu et fait obtenir à volonté le sexe désiré. Je suis maintenant bien *convaincu* que toute femme peut avoir celui qu'elle voudra, lorsque ses trompes et ses ovaires seront sains et bien organisés. Il n'est pas nécessaire que le mari soit dans la confidence, car le succès dépend plus de la femme que de l'homme; c'est une des raisons qui m'a décidé à dédier cet ouvrage au beau sexe. — Depuis la première édition de cet ouvrage, le ci-devant marquis de *Lagrange* est venu me faire reproche de ne l'avoir pas nommé et cité comme une autorité ; il m'a rappelé le fait que j'avais oublié, et que voici :

Le premier de tous ses enfans fut un garçon ; peu après la naissance de ce fils, un déménagement fut cause que le lit conjugal eut une autre position, et plaça le mari à la gauche de sa femme, à qui il fit consécutivement trois filles. Il ne fut pas flatté de la naissance de la troisième demoiselle, et dit qu'il ferait lit à part, et qu'il ne voulait plus avoir d'enfans, puisque sa femme ne faisait plus que des filles.

Je causai avec lui ; je lui prouvai que c'était sa faute et non celle de son épouse ; il se rappela effectivement qu'avant son déménagement il couchait à la droite de madame de *Lagrange*. Après cette couche il reprit son ancienne position, et depuis ce tems, et conséquemment par ma méthode, il a eu quatre garçons qui servent la république, ainsi que son aîné.

CHAPITRE III.

Explication d'un phénomène arrivé à Michel - Procope Couteau, qui a procréé des garçons, en fécondant le côté gauche.

Ce docteur a réussi trois fois, dit-il, à donner des garçons à sa femme, en fécondant le côté gauche; ce qui peut s'expliquer de deux manières.

1°. Par la transposition des ovaires chez cette femme; car ce n'est pas précisément parce que l'ovaire est à droite, qu'il donne des garçons, *et vice-versa*, mais c'est parce que chaque ovaire a la propriété d'élaborer un *sexe seulement*. Qu'on me passe encore une fois la comparaison; comme chaque greffe à celle de faire produire à l'arbre telle ou telle espèce de fruit; si à droite sont les poires, et à gauche les pommes, changez vos greffes; transportez – les d'un côté à l'autre , vous changerez la production de chaque côté de votre arbre : il en est de même des *ovaires.*

L'observation m'a prouvé que dans *l'ovaire droit*, sont tous les œufs du *sexe masculin*, tandis que dans *l'ovaire gauche*, sont les œufs du *sexe féminin.* Ainsi, si par un jeu de la nature, l'ovaire qui a la faculté d'élaborer les élémens du sexe masculin, se trouve à gauche, il est certain qu'en fécondant le côté gauche, on aura cette fois des garçons, tandis qu'en fécondant le côté droit on aura des filles; mais cette transposition est bien rare; on doit la ranger dans la classe des phénomènes. Je crois bien sincèrement que sur *cent mille* expériences, on réussira quatre-vingt-dix-neuf mille neuf cent quatre-vingt-dix-neuf fois à procréer le sexe que l'on désire.

2°. Il est plus vraisemblable que ce docteur a fait mettre sa femme sur le côté gauche, *quoiqu'il dise penché* ; alors le *canon de la v.e* étant à l'orifice de la trompe droite, c'est delà que sont provenus les deux garçons de *Michel-Procope*, en croyant féconder le *côté gauche*, comme sont provenues les filles des femmes couchées sur le *côté droit*; car nous avons vu dans la première preuve citée, qu'une femme a donné le jour à six filles, parce que son mari couchait habituellement à sa gauche, et que lorsqu'il eut couché à sa droite, elle a procréé des garçons. Et dans la quatrième preuve, nous avons cru que la dame a eu, 1°. deux garçons de deux grossesses, pour avoir laissé coucher, pendant plusieurs années, son mari à sa droite; 2°. deux jumelles, pour l'avoir fait coucher à sa gauche ; 3°. un troisième garçon, pour l'avoir fait revenir coucher à sa droite.

Depuis ce tems, j'ai encore, dans une autre famille, donné deux garçons, en faisant coucher le mari à la droite de sa femme, après qu'elle eut donné le jour à trois filles, en autant d'accouchemens, le mari couchant alors à la gauche de sa femme.

J'ai fait faire une fille à une femme qui avait déjà eu deux garçons, mais qui depuis plus de six ans ne devenait plus grosse en raison d'un *semi prolapsus*, ou demi-descente. Après avoir pris connaissance de son état, je lui indiquai la position par laquelle il était possible de remédier à son infirmité, et celle nécessaire pour avoir une fille qu'elle désirait, ce qui lui a parfaitement réussi. Ces respectables et honnêtes gens certifieront les faits si on en a besoin.

CHAPITRE IV.

Conclusions de tout ce qui a été dit et prouvé.

On doit physiologiquement conclure de tout ce qui vient d'être dit et prouvé, 1°. que l'auteur de la nature a donné aux *ovaires* la faculté d'élaborer les premiers rudimens de l'homme, de séparer les parties sexuelles, et que chacun a été organisé pour cela ; ce qui fait qu'il ne peut y avoir d'hermaphrodites parmi les humains, et que *l'ovaire droit contient ordinairement les œufs qui renferment les élémens de l'embryon masculin, tandis que l'ovaire gauche contient les œufs qui renferment les élémens de l'embryon féminin.*

2°. Que c'est dans l'œuf que s'accumulent les élémens de la créature, dès le commencement de la nubilité de la femme, et successivement que ces élémens sont élaborés plutôt ou plutard, suivant la constitution et la force de chaque individu.

3°. Que c'est dans l'œuf, et non ailleurs, que s'accomplit le *mystère de la génération*, par l'intro – mixtion des atômes invisibles de la portion éthérée de la liqueur séminale de l'homme.

4°. Que l'on est toujours maître d'ob-

tenir le sexe que l'on désire, en fécondant un ovaire de préférence à l'autre,
à quoi on parvient avec facilité par la
position ci-dessus indiquée.

La fécondation cessera d'être, quand
on le voudra, *un métier d'aveugles*,
comme le disent ceux qui craignent de
s'appliquer à quelques observations ;
car, quoique les hommes aiment la
vérité, la plupart s'arrêtent à ce qui
n'en a que l'apparence, et leur esprit
paresseux se refuse anx recherches qui
pourraient les conduire à la certitude.

TROISIÈME PARTIE.

CHAPITRE PREMIER.

Des signes physiognomoniques, propres à faire reconnaître les grands-hommes, par Lavater (1).

L'HOMME est de tous les êtres de la terre le plus parfait, le plus rempli de vie.

---

(1) Après avoir indiqué les moyens d'avoir des enfans d'esprit qui deviennent de grands-hommes ; après avoir donné une légère esquisse du système du cit. *Millot* , pour procréer le sexe que l'on désire , il nous semble naturel de parler des signes physiognomoniques , décrits par *Lavater, puisque nos facultes intellectuéles emanent toujours de nos facultés organiques.* Chaque grand-homme a quelque chose qui le distingue dans sa physionomie, et je crois qu'il n'est pas inutile d'annoncer ce que l'on y remarque. Un trait physiognomonique découvert dans un enfant, et exposé à ses regards dans le miroir de la science , peut devenir pour lui l'aiguillon de la gloire et le sceau de l'immortalité........

Chaque grain de sable est une immensité, chaque feuille un monde, chaque insecte un assemblage d'effets incompréhensibles où la réflexion se perd. Et qui pourrait compter les degrés intermédiaires depuis l'insecte jusqu'à l'homme !

En lui se réunissent toutes les forces de la nature ; c'est l'extrait de la création ; il est tout-à-la-fois, le fils et le souverain de la terre, le sommaire et le centre de toutes les existences, de toutes les forces, de toutes les vies du globe qu'il habite.

De tous les êtres organiques que les sens nous découvrent, il n'en est aucun où se rassemblent trois espèces de vie aussi différentes entr'elles, et qui cependant se réunissent de la manière la plus merveilleuse pour ne former qu'un seul tout : La vie *animale*, la vie *intellectuèle* et la vie *morale*, dont chacune est de nouveau le concours des forces les plus diverses, et toutefois les plus harmoniques.

Connaître, *désirer*, *agir*, ou bien regarder et penser, sentir et être attiré, se mouvoir et résister, voilà ce qui rend l'homme un être *physique*, *moral* et *intellectuel*.

Cette triple vie de l'homme, bien qu'elle se réunisse en une seule dans chaque point du corps, pourrait néanmoins être divisée par étages, et il y aurait matière à *physionomiser* là-dessus, si nous vivions dans un monde moins dépravé. La vie *animale* la plus basse et la plus terrestre, placée dans le ventre, s'étendrait jusqu'aux organes de la génération, qui seraient son foyer. La vie moyenne ou la *morale*, résiderait dans la poitrine, et aurait le cœur pour centre et pour foyer. La vie *intellectuèle*, comme la plus relevée, trouverait son siége dans la tête, et l'œil serait son foyer. Ajoutons que le visage est le représentant ou le sommaire de ces trois divisions. Le front, jusqu'aux sourcils, miroir de l'intelligence; le nez et les joues, miroir de la vie morale et sensible; la bouche et le menton, miroir de la vie animale, tandis que l'œil serait le centre et le sommaire de tout.

Pour remplir un système complet de physiognomonie, il faut considérer séparément la partie *physiologique*, ou le caractéristique extérieur des forces physiques et animales de l'homme; l'*intellectuelle*, ou l'expression des facultés sentimentales ou sensible de l'homme et de son irritabilité.

Chacune de ces trois classes sera divisée en deux parties générales, la *physiognomonie immédiate*, qui observerait le caractère dans l'état de repos, et la *pathognomique* qui l'étudierait lorsqu'il est en action.

J'appelle *physiognomonie, le talent de connaître l'intérieur de l'homme par son extérieur*, d'appercevoir par certains indices naturels ce qui ne frappe pas immédiatement les sens. Quand je parle de la physiognomonie en tant que science, je comprends sous le terme de physionomie, tous les signes extérieurs qui se font remarquer immédiatement dans l'homme; chaque trait, chaque contour, chaque modification active ou passive, chaque attitude et position du corps humain, en un mot, tout ce qui peut servir à faire connaître immédiatement l'homme, soit actif, soit passif, et à le montrer tel qu'il est.

Dans le sens le plus étendu, la physionomie humaine est, selon moi, l'extérieur, la surface de l'homme, considéré soit dans l'état de repos ou de mouvement, soit en original ou en représentation. La physiognomonie serait donc la science qui enseigne à connaître le rapport de l'extérieur avec l'intérieur, de la surface visible avec ce qu'elle embrasse d'invisible, de la matière animée et perceptible avec le principe non perceptible qui lui imprime ce caractère de vie, de l'effet manifesté avec la force cachée qui le produit.

Dans un sens plus restreint, la physionomie n'est que l'air du visage, et la physiognomonie la connaissance des traits du visage et de leur expression.

Il y a autant d'espèces possibles de physiognomonies, qu'il y a de faces différentes sous lesquelles l'homme peut être considéré. De-là, la physiognomonie anatomique, la physiognomonie des tempéramens, la médecinale, la morale, l'intellectuèle, etc.

La physiognomonie est, dans un sens restreint, l'interprétation des forces, ou la *science qui explique les signes des facultés*.

La pathognomique est l'interprétation des passions, ou la science qui traite des signes des passions. La première envisage le caractère dans l'état de repos, l'autre l'examine lorsqu'il est en action.

Le caractère, dans l'état de repos, réside dans la forme des parties solides, et dans l'inaction des parties mobiles.

Le caractère de la passion se trouve dans le mouvement des parties mobiles. Le mouvement est en raison de la force mouvante. La passion a un rapport déterminé avec l'élasticité de l'homme, ou cette disposition qui le rend susceptible de passions.

La physiognomonie indique le fond des facultés, et la pathognomique l'intérêt qui en est le produit.

La première considère l'homme tel qu'il est en général ; celle-ci tel qu'il est dans le moment présent.

La physiognomonie est le miroir du naturaliste et du sage.

La pathognomique est le miroir des courtisans et des gens du monde. Tous les hommes la connaissent, mais peu s'entendent en physiognomonie.

Ces deux sciences sont inséparables
pour l'ami de la vérité.

Qu'est-ce que l'extérieur de l'homme ?

Sans doute ce n'est pas seulement sa
figure et les gestes qui lui échappent sans
réflexion, qui indiquent ses facultés in-
ternes et leur jeu.

Etat, condition, habitudes, posses-
sions, vêtemens, tout concourt à le mo-
difier, à le voiler...... Tout ce qui
entoure l'homme agit sur lui ; mais d'un
autre côté il agit aussi sur ces objets
extérieurs, et s'il en reçoit des modifications, lui - même modifie ses en-
tours.

De-là vient qu'on peut encore juger
du caractère d'un homme par son habillement, sa maison, ses meubles. C'est
la nature qui nous forme, mais nous
transformons son ouvrage, et cette mé-
tamorphose même nous devient naturelle. Placé dans ce vaste univers,
l'homme s'y ménage un petit monde à
part, qu'il fortifie, qu'il retranche, ar-

range à sa manière, et dans lequel on retrouve son image.

Je vais développer quelques idées qui prouvent qu'il existe une physiognomonie, et qu'elle est l'expression véritable et visible des qualités intérieures, qui par elles-mêmes sont invisibles.

Tous les visages, toutes les formes, tous les êtres créés, diffèrent entr'eux, non-seulement dans leurs classes, dans leurs genres, dans leurs espèces, mais aussi dans leur individualité.

Chaque individu diffère d'un autre individu de son espèce, et c'est-là la vérité la plus importante en faveur de notre système.

Il n'est pas moins certain qu'il serait tout aussi impossible de trouver deux caractères d'esprits parfaitement ressemblans, que de rencontrer deux visages d'une ressemblance parfaite. Cela seul ne doit-il pas suffire pour faire recevoir comme une proposition démontrée, que *cette différence extérieure du visage* t de la figure, doit nécessairement avoir un certain rapport, une analogie naturelle avec la différence intérieure de l'esprit et du cœur.

On dit que la colère enfle les muscles, et on ne voudra pas que des muscles enflés et un caractère colérique soient considérés comme effet et cause.

Des yeux pleins de feu, un regard aussi prompt que l'éclair, et un esprit vif et pénétrant, se trouveront cent fois ensemble, et il n'y aurait point de rapport entr'eux ! Le visage de l'homme, ce miroir de la divinité, ce chef-d'œuvre de la création visible, n'offrirait point l'effet et la cause ! nul rapport entre l'extérieur et l'intérieur, le visible et l'invisible, la cause et le produit ! *Leibnitz* et *Newton* pouvaient-ils ressembler à un imbécille ? . . . Dirait-on que l'un de ces grands-hommes a conçu la *Théodicée* dans un cerveau pareil à celui d'un *Lapon*, et que c'est dans une tête semblable à celle d'un *Esquimau*, qui ne peut compter que jusqu'à six, et appelle innombrable tout ce qui est au-delà, que l'autre a pesé les planètes et divisé les rayons du soleil?

N'y a-t-il pas une physionomie pour le médecin, pour l'agriculteur, pour le marchand, pour l'homme de société, et sur-tout pour le peintre?

Chaque insecte connaît son ami et son ennemi ; chaque enfant aime ou craint, sans savoir pourquoi, et uni-quement par un tact physiognomoni-que. Si chaque fruit a une physionomie qui lui est propre, pourquoi le roi de la nature n'en aurait-il pas?....

***

CHAPITRE II.

De l'universalité du tact physiogno-monique.

Nous entendons par tact physiogn monique, la sensation et les conjecture que font naître certaines physionomies d'après lesquelles nous jugeons du caractère moral qu'elles annoncent de l'intérieur de l'homme dont nous voyons le visage et le portrait.

Ce sentiment ou ce tact est très-général, c'est-à-dire qu'il *n'est point d'homme* (et même point d'animal) *qui n'ait reçu un tact physiognomonique*, aussi bien que des yeux pour voir. Chacun éprouve des sensations différentes, selon la différence des physionomies qui les occasionnent. Chaque figure laisse des impressions que telle autre n'aurait point produites.

Parcourez l'*Iliade*, le Messie de *Klostoch*, le Lutrin de *Boileau*, partout vous trouverez des passages physiognomoniques, des portraits frappans, pleins de vérité et d'énergie, où le poëte, en décrivant les traits, l'attitude et la figure d'un personnage, expose en quelque sorte son caractère moral et la situation où il se trouve.

CHAPITRE III.

Portrait du vrai physionomiste, et de celui qui ne le sera jamais.

Un physionomiste manqué, dont l'esprit est faible et le cœur corrompu, est selon moi le plus méprisable et le plus dangereux des êtres qui rampent sur la terre.

— Sans les avantages de la figure, personne ne deviendra bon physionomiste. Les plus beaux peintres sont devenus aussi les plus grands peintres. *Rubens, Van-Dik, Raphaël*, qui offrent trois degrés de beautés mâles, sont aussi trois génies de la peinture, mais chacun d'un ordre différent. Les physionomistes les mieux partagés du côté de l'extérieur, seront toujours aussi les plus habiles.

Ceux qui jadis étaient marqués de quelque défaut corporel, les aveugles,

les boiteux, ceux qui avaient le nez
écrasé ou la taille contrefaite, n'osaient
point approcher de l'autel du Seigneur.
De même, l'entrée du sanctuaire de la
physiognomonie doit être fermé à tous
ceux qui s'y présentent avec un cœur
pervers, des yeux louches, un front
mal conformé, une bouche de travers.
« L'œil est la lumière du corps ; si ton
» œil est simple, ton corps sera éclairé ;
» mais si ton œil est mauvais, tout ton
» corps sera ténébreux. »

Celui qui a dit, qu'importe la figure
d'un homme ! Je m'arrête uniquement
aux actions, et non pas au visage. Celui
qui a dit ou aura pu dire, tous les fronts
me paraissent égaux, je n'apperçois aucune différence entre les oreilles, ou
quelque chose d'équivalent, ne deviendra jamais physionomiste.

Celui qui voit un inconnu s'avancer
vers lui pour demander un service, ou
pour traiter de quelqu'affaire, et qui
n'éprouve pas au même instant quelque

chose qui l'attire ou le repousse, un mouvement secret d'affection ou d'aversion, celui-là, dis-je, ne sera jamais physionomiste.

Celui qui, en examinant les antiques, n'apperçoit pas dans *Cicéron* une tête intelligente et lumineuse ; dans *César*, un caractère entreprenant ; dans *Solon*, une profonde sagesse ; dans *Brutus*, une fermeté inébranlable ; dans *Platon*, une sagesse divine ; ou bien celui qui, considérant les médaillons modernes, ne voit pas au premier coup-d'œil, dans *Montesquieu*, la plus haute sagacité dont l'homme puisse être doué ; dans *Haller*, un regard serein et réfléchi et le goût le plus épuré ; dans *Locke*, un profond penseur ; dans *Voltaire*, le satyrique le plus spirituel ; celui-là, dis-je, ne deviendra jamais un physionomiste supportable.

Celui qui n'éprouve pas un mouvement de respect lorsqu'il surprend quelqu'un faisant le bien sans se croire ap-

perçu ; celui que la voix de l'innocence,
le regard ingénu de la pudeur non pro-
fanée, l'aspect d'un bel enfant qui dort
dans le sein de sa mère, penchée sur
lui, et inspirant son haleine. — Celui
que le serrement de main d'un ami fidèle, et le langage de ses yeux atten-
dris, ne touche point. — Celui qui,
même indifférent sur tous ces objets,
peut même en détourner la vue avec
un ris moqueur, égorgera plutôt son
père qu'il ne deviendra physionomiste.

D'abord, comme je l'ai déjà observé,
il faut une figure avantageuse, un corps
bien constitué, une organisation fixe,
des sens faciles à émouvoir, et qui transmettent facilement à l'ame l'impression
des objets extérieurs, sur-tout un regard
pénétrant, prompt et sûr.

Des sens subtils invitent son esprit à
braver, et, à son tour, l'esprit d'observation perfectionne les sens et doit les
maîtriser.

A une profonde sagacité, le vrai

physionomiste doit joindre une imagination vive et forte, un esprit prompt
et subtil; il lui faut de l'imagination pour
s'imprimer tous les traits avec netteté
et sans effort, pour se les rappeler facilement et aussi souvent qu'il le veut,
pour classer les images dans sa tête. —
Il doit avoir de l'esprit pour trouver la
ressemblance des signes découverts avec
d'autres objets. Par exemple, il apperçoit dans une tête ou dans un front,
quelque chose de caractéristique; ces
traits s'impriment aussi-tôt dans son
imagination, et son esprit lui fournit
des ressemblances qui aident à déterminer ces images, et leur prêtent plus
de signes et d'expression. Il doit être
habile à saisir des approximations pour
chaque trait caractéristique observé, et
en déterminer les degrés à l'aide de son
esprit. L'esprit seul crée et forme le
langage physiognomonique, langage si
pauvre jusqu'à présent. Sans une grande
richesse de langage, personne ne de-

viendra un habile physionomiste. Non-seulement le physionomiste doit posséder sa langue à fond, il doit être aussi le créateur d'un langage nouveau, également précis, agréable, naturel et intelligible.

Tous les règnes de la nature, tous les ouvrages du génie, de l'art ou du goût, tous les magasins de mots doivent fournir à ses besoins.

S'il veut être sûr de ses jugemens, s'il veut que ses déterminations portent une empreinte de solidité, l'art du dessin lui devient indispensable. Un peintre habile dans la théorie de son art, et qui en même-tems l'a exercé. — Un médecin versé dans la connaissance du sien, et qui a déjà un grand nombre de malades, ne pourront-ils pas raisonner sur la peinture et la médecine, avec bien plus de justesse et de certitude, que d'autres qui ont autant, ou même plus de théorie, mais auxquels manque la pratique, le dessin et la

*

langue naturelle de la physiognomonie, sa première et sa plus sûre expression. C'est un puissant secours pour l'imagination, et l'unique moyen d'établir avec certitude, de désigner, de rendre sensible une infinité de signes, d'expressions et de nuances, qui ne sauraient être décrits par des mots, ni d'aucune autre manière que par le dessin. Nombre d'observations importantes doivent nécessairement échapper au physionomiste qui ne dessine point avec aisance, avec précision, et d'une manière caractéristique; il ne pourra ni les retenir ni les communiquer à d'autres.

Une étude non moins indispensable pour lui, est celle de l'anatomie du corps humain; il doit bien connaître non-seulement les parties qui sont exposées à la vue, mais aussi le rapport, l'arrangement et la séparation des muscles; savoir bien distinguer la proportion et la liaison de tous nos vaisseaux et de tous nos membres; avoir l'idée de la plus haute perfection du corps humain, non-seulement pour appercevoir au premier coup-d'œil chaque irrégularité dans les parties solides et musculeuses, mais aussi pour indiquer d'abord toutes ces parties par leur nom, ensorte que la langue physionomique lui soit très-familière.

Il doit posséder encore la physiologie ou la science de la perfection du corps humain dans l'état de santé. De plus, il faut qu'il connaisse bien les tempéramens, c'est-à-dire, non-seulement la couleur, l'air et toutes les apparences qui résultent des différens mélanges du sang et des humeurs, mais encore les parties qui forment la substance du sang et leurs diverses proportions ; sur-tout il doit s'attacher aux signes extérieurs de la constitution du système nerveux ; car dans l'étude des tempéramens, cette partie est bien plus essentielle que la théorie du sang.

Mais de toutes les connaissances du

physionomiste , la plus importante est celle du cœur humain. Combien il doit être attentif à examiner, à observer et à dévoiler son propre cœur! Cette science si difficile , si nécessaire , il devrait la posséder au plus haut degré de perfection possible : ce n'est qu'à proportion de la connaissance qu'il aura acquise de lui-même, qu'il sera capable de connaître les autres.

CHAPITRE IV.

CHAQUE grand-homme a un regard qui lui appartient en propre , et que personne ne saurait imiter. Cette marque , que la nature a empreinte sur son visage , est au-dessus de tous les avantages de la figure , et fait un bel homme d'un *Socrate*..... Quiconque a reçu cette marque distinctive, sent à la vérité qu'il en est revêtu; mais il en ignore le siége , qui varie à l'infini.

(Cela est vrai, et j'ai toujours retrouvé cette marque dans le contour de la paupière, entre les sourcils, ou près de la racine du nez : c'est à cette dernière place qu'elle paraît distinctement dans les *héros*.) Les souverains ont aussi leur trait caractéristique; mais il leur est commun à tous, car on peut dire qu'ils se ressemblent tous : l'éminence de leur dignité est exprimée sur leur visage.

CHAPITRE V.

Des tempéramens.

HALLER, ZIMMERMANN, KEMPF, OBERREIT et une foule d'autres, depuis *Aristote*, en ont traité. Je ne toucherai cette matière qu'en passant.... Chaque corps, en général, est composé, d'après des règles fixes, de différens ingrédiens homogènes et hétérogènes, et je ne doute pas un instant, s'il m'est permis d'employer cette façon de parler, que, dans le grand magasin de la nature, il n'existe pour chaque individu, une formule de préparation, une ordonnance particulière, qui déterminent la durée de la vie, le genre de sa sensibilité et de son activité; d'où il suit que chaque corps a son tempérament individuel, son propre degré d'irritabilité et d'elasticité. Il est également incontestable que l'*humidité* et la *sécheresse*, la *chaleur* et le *froid* sont les quatre qualités principales du corps ; tout comme il est certain que ces qualités ont pour base l'eau et la terre, le feu et l'air; de-là naissent naturellement quatre tempéramens principaux : le colère, où la *chaleur* domine ; le flegmatique, où l'*humidité* a le dessus ; le sanguin, où il y a le plus d'air; et le mélancolique, où la terre prévaut (1). Il me semble, néanmoins,

____

(1) Cette division ne s'accorde guère avec les connaissances actuelles de la physiologie , et surtout de la chimie , voyez *Dumas et Hallé.*

(111)

que, pour arriver à une connaissance
exacte des tempéramens, tant dans la
physiognomonie que dans la mede-
cine, il conviendrait de se frayer une
route plus simple que celle qu'on a
suivie jusqu'ici. Il faudrait renoncer aux
anciennes distinctions et en établir de
nouvelles, qui, pour être plus nom-
breuses, n'en seraient que plus claires
et plus justes, quelle que soit la nature intérieure du corps, quels que
soient la matière dont il est composé,
son organisation, la constitution de son
sang, son système nerveux, le genre de
vie auquel il est destiné, la nourriture
qu'il reçoit. — Le résultat de tout ceci
n'offre jamais qu'un certain degré d'*irritabilité* et d'*elasticité*, *d'après un
point donné*. Ainsi, tout comme l'é-
lasticité de l'air diffère suivant sa température, et ne saurait être déterminée
par une analyse interne, mais unique-
quement par les degrés de son activité.
— L'on pourrait, si je ne me trompe,

employer la même opération pour constater les tempéramens du corps humain. Leur analyse interne est impossible, ou du moins de la plus grande difficulté; mais le résultat des substances dont ils sont composés, est toujours positif, et marque un *certain degré d'irritabilité, d'après un point d'irritation donné.*

Ces réflexions me portent à croire que, par des évaluations barométriques et thermométriques, on pourrait déterminer tous les tempéramens avec beaucoup plus de facilité et d'exactitude, qu'on ne l'a fait jusqu'ici, en suivant l'ancienne classification. Rien n'empêcherait cependant de conserver celle-ci en même-tems, mais ce ne serait que pour les cas où il serait impossible d'adopter un degré positif d'irritabilité ou de non irritabilité. — Pour des cas, par exemple, où, dans la composition que nous appelons aujourd'hui *mélancolique*, le degré d'irritabilité sur un même objet ne monterait jamais au-

dessus du tempéré, et dans la composition colérique, ne descendrait jamais
au-dessous du tempéré.

Quant aux quatre tempéramens ordinaires, on pourrait considérer aussi leur
irritabilité d'après les effets marqués qui
en résultent; d'après le penchant qui
fait préférer à chacun en particulier le
haut ou le *bas*, l'*éloignement* ou la
proximité. C'est ainsi que le tempérament *colère* aspire toujours à s'élever; il prend l'essor sans craindre le
danger : plus timide, au contraire, le
mélancolique creuse, approfondit; il
aime le solide et s'y attache. Le *san-*
guin se jette dans le lointain, et ses
distractions l'égarent dans l'infini. Le
flegmatique ne cherche ni à monter,
ni à descendre, ni à s'éloigner; il ne
veut que ce qu'il peut obtenir paisi-
blement et sans peine, que ce qui est
à sa portée; il choisit le chemin le plus
court pour parcourir l'horison borné

qu'il s'est tracé ; rarement fera-t-il un pas de plus qu'il ne doit.

Dans l'estimation des tempéramens, ou plutôt du degré d'irritabilité sur un même objet donné, il faut distinguer soigneusement deux choses ; une tension momentanée et l'irritabilité en général, ou en d'autres termes la *physionomie* et le *pathos* du tempérament.

On observera encore que la température ou l'irritabilité du système nerveux de chaque être organique, répond à des contours déterminés ou déterminables ; que le profil seul, par exemple, offre des lignes dont la flexion permet d'établir le degré de l'irritabilité.

Tous les contours du corps humain, en général, et du visage sur-tout, présentent des lignes caractéristiques, que nous pouvons considérer au moins de deux manières différentes ; d'abord, suivant leur *nature intérieure*, ensuite d'après leur *position*. Leur nature intérieure est de deux sortes, *droite* ou

courte ; l'extérieure en est perpendiculaire ou oblique ; l'une et l'autre ont
plusieurs subdivisions, mais qu'il n'est
pas difficile de classifier. Si l'on ajou-
tait encore à ces contours du profil
quelques lignes fondamentales du front,
placées les unes au-dessus des autres,
je ne douterais plus qu'on ne parvînt
à en déduire la température de chaque
individu en général, le plus haut et le
plus bas degrés de son irritabilité pour
chaque objet donné.

Le *pathos* du tempérament, l'instinct
de son irritabilité effective, se montre
dans le mouvement des muscles, lequel
est toujours dépendant de la constitution et de la forme de l'individu. Il est
vrai que chaque visage, chaque tête est
humaine, et susceptible, jusqu'à un certain degré, de tous les mouvemens des
passions ; mais comme ce degré est infiniment plus difficile à trouver et à déterminer que les contours dans l'état de
repos, et que ceux-ci nous mettent d'ail-

leurs à portée de juger par induction du degré de l'élasticité et de l'irritabilité, on pourrait s'en tenir dans les commencemens à ces contours seuls, et même se contenter de la ligne du visage en profil, ou de la ligne fondamentale du front, puisque la tête est le sommaire de tout le corps, et que le profil ou la ligne fondamentale du front est à son tour le sommaire de la tête. A l'heure qu'il est, on sait déjà que plus une ligne approche de la forme circulaire, et à plus forte raison de l'ovale, plus elle répugne à la chaleur du tempérament colère ; qu'au contraire, elle en est l'indice plus ou moins certain, à mesure qu'elle est droite, oblique ou coupée.

Dans un flegmatique, toutes les parties du visage sont émoussées, charnues, arrondies ; les sourcils sont placés haut, guère fournis, la bouche est ouverte, les lèvres molles et rabattues.

Dans l'homme colère, le sourcil est

épais, la poin tedu nez aiguë, énergique, la narine large et marquant une respiration forte ; le regard est vif et animé, le front n'est pas trop fin et a des nœuds ; le globe de l'œil est à fleur de tête, on apperçoit beaucoup de blanc au-dessus de la prunelle ; en même-tems la paupière supérieure se retire, au point qu'elle disparaît presqu'entièrement, tant que l'œil reste ouvert, ou bien si l'œil est enfoncé, les contours en sont vigoureusement prononcés. Ceux du flegmatique, au contraire, sont plus morts, plus émoussés, plus flasques et moins tendus. Vu de profil, l'œil du colère présente des contours fortement courbés, tandis que chez le flegmatique ils sont légèrement ondés. Il est bien entendu que ces signes-là ne sont pas les seuls caractéristiques, qu'ils n'appartiennent pas exclusivement à tous les colères, à tous les flegmatiques ; mais on ne saurait les avoir, sans être *colère* ou *flegmatique*. Une lèvre de dessous qui avance, est toujours l'indice de ce dernier tempérament; elle provient de la surabondance et non de la disette des humeurs; si, en outre, elle est anguleuse et fortement exprimée, elle devient la marque d'un flegme mêlé d'une teinte colérique, c'est-à-dire, d'une humeur tranquille, qui peut se laisser aller aux premiers bouillons de la colère. La lèvre d'en bas est-elle molle, écourtée, pendante, alors c'est du flegme tout pur.

Le visage du sanguin est comme bombé depuis le front jusqu'au nez ; l'œil est vif, tendre, enjoué, le nez éfilé, légèrement arqué de sa racine jusqu'à son extrémité ; les lèvres sont rouges et la face colorée.

Le mélancolique a le regard opiniâtrement baissé, et ne le relève pas pour admirer et contempler les merveilles du firmament : Un point obscur l'attache à la terre et fixe toutes ses pensées. La lèvre, le menton, les plis de la joue annoncent une ame sombre et chagrine qui ne s'ouvre jamais à la joie. Le front est sillonné, les cheveux sont longs et plats.

Nota. Il y a des mélancoliques d'un tempérament très-sanguin, irritables au dernier point; doués d'un sentiment moral exquis; ils se laissent entraîner au vice; ils le détestent, et ils n'ont pas assez de force pour lui résister. La tristesse et l'abattement auquel ils sont livrés, se peignent dans un regard qui cherche à se cacher, et dans quelques petites rides irrégulières qui se forment sur le front; et tandis que les mélancoliques, proprement dits, ont ordinairement la coutume de fermer la bouche, ceux dont je parle, la tiennent toujours un peu entr'ouverte. Souvent les gens mélancoliques ont les narines petites; rarement vous leur trouvez les dents belles et bien rangées.

Ces quatre tempéramens peuvent se

combiner ensemble, et souvent ils se trouvent tous les quatre réunis dans le même individu. Rien de plus difficile que d'assigner à chacun le tempérament qui lui convient.....

La mélancolie et le flegme sont indispensables au génie et aux grandes actions (1).

Moyennant un *frontomètre*, on parviendra, j'espère, à trouver pour tous

(1) Un excès d'activité dévorante qui maîtrise l'ame et le corps, appartient, suivant *Dumas*, au tempérament où le système viscéral et hépatique joue le principal rôle. Une taille médiocre, un état de maigreur habituelle, des muscles robustes, un tissu cellulaire serré, une peau rude, sèche, couverte de poils ; des chairs fermes et compactes ; le teint jaune, noirâtre, et quelquefois d'un rouge foncé ; le pouls fréquent, dur, roide ; les passions fortes et impérieuses ; l'esprit vaste et capable de grands projets ; le caractère ferme, constant, inflexible, appartiennent au tempérament des héros : c'est celui des plus grands-hommes de l'antiquité, et sur-tout du héros dont on a pu dire, avec raison, en France :

Pace beat, bello qui totum terruit orbem.

les objets, en général, les signes propres,
les contours, les lignes et le caractère
de l'irritabilité; qu'on fixera les rapports
entre tous les contours du corps humain
et toutes les autres formes quelconques
qui apparaissent à nos yeux, ou qui
influent sur notre sentiment.

Dans la société, il faut éviter, autant
que possible, d'établir des relations
entre deux tempéramens contraires; il
convient de leur ménager toujours l'in-
tervention d'un troisième, qui tient
l'entre-deux. Un homme colère ne doit
jamais traiter avec un autre colère, sans
le secours d'un flegmatique sanguin. Un
sanguin se gâtera en se liant avec quelqu'un qui l'est autant que lui. Un tempérament fort colère fatiguera le flegmatique jusqu'à l'épuiser, en excitant
en lui une trop grande tension. Gar-
dez-vous de rapprocher le sanguin du
mélancolique, et ne mettez jamais celui-
ci à côté d'un colère, sans leur donner
pour médiateur un sanguin flegmatique.

Quels sont les tempéramens qui inclinent le plus à l'amitié ? Quels sont ceux qui conviennent le plus dans l'état de mariage ? Je choisirais le sanguin flegmatique pour le lien conjugal ; le colère mélancolique est plus propre à l'amitié.

Quels sont les tempéramens qui ne sauraient subsister immédiatement ensemble ? De toute nécessité, le colère doit être séparé du colère ; mais chacu des autres tempéramens peut s'accorde avec son semblable.

Quels sont les traits distinctifs de la physionomie pour chaque tempérament dans des âges et des sexes différens ? —Le tempérament mélancolique creus et contracte de plus en plus les traits d visage ; le sanguin les ride toujou davantage ; le colère les courbe et le aiguise ; le flegmatique les affaisse et le relâche.

CHAPITRE VI.

De l'extérieur de l'homme, et de quelques autres indices analogues ; de la stature et des proportions du corps.

Il serait aisé de composer une physiognomonie des statures et des proportions, autant qu'une pathognomique des attitudes et des postures qui y répondent.

Albert Durer est celui qui sans contredit nous a donné la meilleure théorie des proportions. A l'égard des attitudes et des postures, personne ne l'emporte sur *Chodowieki* ; et en méditant les ouvrages de ces deux artistes, en y joignant les études de *Raphaël*, et en consultant l'expérience journalière, mes lecteurs adopteront, sans peine, comme autant d'axiômes, les propositions suivantes :

1°. La proportion du corps et le

rapport qui se trouve entre ses parties, déterminent le caractère moral et intellectuel de chaque individu.

2°. Il y a une harmonie complète entre la stature de l'homme et son caractère. Pour vous en convaincre avec d'autant plus de certitude, commencez par étudier les extrêmes, les géans, les nains, les corps trop charnus ou trop maigres.

3°. La même convenance subsiste entre la forme du visage et celle du corps; l'une et l'autre de ces formes sont en accord avec les traits de la physionomie, et tous ces résultats dérivent d'une seule et même cause.

4°. Un corps orné de toutes les beautés de proportions possibles, serait un phénomène tout aussi extraordinaire, qu'un homme souverainement sage ou souverainement vertueux.

5°. La vertu et la sagesse peuvent résider dans toutes les statures qui ne sortent jamais du cours ordinaire de la nature.

6°. Mais plus la stature et la forme seront parfaites, et plus la sagesse et la vertu (les talens et le génie) y excerceront un empire supérieur, dominant et positif ; au contraire, plus le corps s'éloigne de la perfection, et plus les facultés intellectuèles et morales y sont inférieures, subordonnées et négatives.

7°. Parmi les statures et les proportions, comme parmi les physionomies, les unes nous attirent universellement, et les autres nous repoussent ou du moins nous déplaisent.

CHAPITRE VII.

Des attitudes, de la démarche et de la posture.

CE que nous avons dit de la *stature* et des *proportions*, se rapporte aussi à l'*attitude*, à la *démarche* et à la *posture*. Observez un homme qui se croit seul et entièrement livré à lui-même : qu'il se tienne debout ou qu'il marche , qu'il soit assis ou couché, toutes ses attitudes et tous ses mouvemens seront significatifs ; ils seront tous en harmonie avec les proportions et la stature de son corps. J'ajoute même qu'un physionomiste habile déduira des traits du visage, les proportions et la stature qui doivent y correspondre. Je vais plus loin , et je soutiens que la représentation d'une vingtaine de nos attitudes, choisies avec intelligence, et dans des momens où nous ne nous croyons observés de personne, pourrait nous conduire à la connaissance de nous-mêmes, et devenir une source d'instructions utiles ; peut-être n'en faudrait-il pas davantage pour donner une idée complète du caractère de chaque individu.

CHAPITRE VIII.

Des gestes.

En suivant mon principe, je l'applique encore au geste. L'homme se ressemble en toutes choses. Il est, si vous voulez, l'être le plus contradictoire qui soit au monde, mais il n'en est pas moins toujours *lui-même*. Naturel ou affecté, rapide ou lent, passionné ou froid, uniforme ou varié, grave ou badin, aisé ou forcé, dégagé ou roide, noble ou bas, fier ou humble, hardi ou timide, décent ou ridicule, agréable, gracieux, imposant, menaçant, le geste est différencié de mille manières. Apprenez à démêler et à saisir toutes ces nuances, et vous aurez fait un nouveau pas dans la carrière physiognomonique ; l'harmonie étonnante qui existe entre la démarche, la voix et le geste ne se dément jamais.

« Les grecs dit *Winckelman* , cher-
» chaient à observer une grande mo-
» déstie dans leur maintien et dans
» leurs actions. Ils croyaient même
» qu'une marche précipitée devait
» choquer les idées de la bienséance ,
» et annoncer une sorte de rusticité
» dans les manières (1) ». C'est une
pareille marche que *Démosthène* reproche à *Nicobulus :* parler avec inso-
lence et marcher avec vîtesse , sont la
même chose selon lui. En conséquence
de cette façon de penser, les anciens
regardaient un mouvement mesuré et
pas trop rapide du corps , comme le
signe caractéristique d'une ame généreuse. *Salluste* parlant de *Catilina,*
s'exprime de la sorte : « *Color ejus*

---

(1) Qu'eussent pensé les graves Spartiates ,
s'ils eussent vu nos jeunes parisiens traverser le
Pont - Neuf ou la terrasse des Feuillans avec
la rapidité de l'éclair ; et nos aimables élégantes
développer avec un art si séducteur, la prestesse
de leurs jambes de biche ?.... (*Note de* ROBERT.)

exsanguis, fœdi oculi, citus modò,
» *modò tardus incessus* ».

Je n'attendrai jamais une humeur douce et tranquille d'un homme qui s'agite sans cesse avec violence ; et je ne craindrai ni emportement , ni colère, ni excès de quelqu'un dont le maintien est toujours sage et posé. Je doute aussi qu'avec une démarche alerte on puisse être lent et paresseux ; et celui qui se traîne nonchalamment à pas comptés , n'annonce guère cet esprit d'activité qui ne craint ni danger ni obstacles pour arriver au but. *Qualis animo est, talis incessu* , et je ne risque rien d'ajouter, *talis gestu.*

Un idiot est un personnage isolé qui agit sans but ; un homme qui ne met ni principe, ni liaison dans sa conduite, qui ne se propose aucune espèce de fin dans ce qu'il fait. Il y a de la stupidité à agir sans but ; il y a de la sotise à en suivre un qui n'est pas digne de nous. Plus l'intention d'une action est marquée, plus nos efforts, notre maintien et nos gestes y répondent, et plus nous méritons l'approbation et l'estime de ceux qui nous observent.

CHAPITRE IX.

Du langage et de la voix.

Mon ignorance parfaite dans l'art de la musique m'empêche de traiter scientifiquement la matière qui fait le sujet de ce chapitre. Je suis persuadé qu'un observateur intelligent, qui aurait exercé et cultivé avec un soin particulier l'organe de l'ouie, et qui se porterait à la porte d'une salle d'assemblée, serait en état de déterminer sans peine les différentes facultés de ceux qu'il entend parler, quand même il ne les connaîtrait point d'ailleurs, quand ils se serviraient d'une langue qui lui est étrangère. Le son de la voix, son articulation, sa douceur et sa rudesse, sa faiblesse et son étendue , ses inflexions dans le haut et le bas , la volubilité et l'embarras de la langue , tout cela est infiniment caractéristique. Il est presqu'impossible qu'un ton dégagé puisse échapper à une oreille délicate , ou , s'il m'est permis d'employer cette expression , à une *oreille physiognomonique*; et de toutes les dissimulations , celle du langage, quelque rafinée qu'elle soit, est la plus aisée à découvrir.

J'aurais encore bien des choses à dire sur les *ris* et les *pleurs*, sur les *soupirs* et les *cris*. Quelle différence entre le rire affectueux de l'humanité , et le rire infernal qui se réjouit du mal d'autrui. Il est des larmes qui pénètrent les cieux; il en est d'autres qui provoquent l'indignation et le mépris.

« Dans le tourbillon, dit M. *Necker*, » qui circule autour des grandes places, » et où tant de gens sollicitent de l'oc- » cupation, j'ai quelquefois examiné s'il » était vrai qu'on pût, à des signes ra-

» pides, se former une première idée
» des hommes ; je le crois. J'ai toujours
» considéré comme un préjugé favora-
» ble cette mesure dans le discours, qui
» annonce l'habitude de la réflexion et
» une certaine tempérance dans l'ima-
» gination. Ce regard, plus intelligent
» que fin, et qui semble appartenir da-
» vantage à l'esprit qu'au caractère; cette
» circonspection naturelle dans le main-
» tien, bien différente de cette gravité
» contrefaite, qui sert de masque à la
» médiocrité; cette conscience de soi-
» même, qui empêche de se développer
» avec précipitation, et de profiter à la
» hâte d'une occasion de se montrer;
» enfin, tant d'autres caractères inté-
» rieurs encore, que j'ai vu rarement
» séparés d'un mérite réel. »

CHAPITRE X.

Du style.

Sı jamais chose au monde peut servir à faire connaître l'homme, c'est son style. Tels nous sommes, et tels nous parlons, et tels nous écrivons. Le physionomiste dira un jour, à la vue d'un orateur, d'un homme de lettres : « C'est » ainsi qu'il parle, c'est ainsi qu'il écrit. » Il dira un jour, sur le son de voix d'un homme qu'il n'a pas vu, sur le style d'un ouvrage dont il ignore l'auteur : « Cet » inconnu doit avoir tels et tels traits ; » une autre physionomie n'est pas faite » pour lui. » Riez, mes chers contemporains, votre rire même est physiognomonique. L'inconséquence est le caractère distinctif de notre siécle ; vous soutenez aujourd'hui ce que vous réfuterez demain. Il est réservé à vos descendans, plus sages et plus éclairés que vous , de sentir la vérité de ce que j'avance. Ils seront étonnés, et se diront entr'eux : « Cet homme avait raison....... » Chaque ouvrage porte le caractère de son ouvrier , celui-ci fût-il dieu, démon ou homme. Plus l'ouvrage est le produit immédiat de l'organisation , plus il l'atteste par des preuves évidentes et palpables. J'en pourrais citer mille exemples : ceux de *Rousseau* , de *Voltaire* , de *Linguet* , de *Bonnet*, de *Gessner* et *Wieland* peuvent suffire. Un homme dont le front est allongé et presque perpendiculaire, aura toujours le style sec et dur. Un autre dont le front est spacieux, arrondi, sans nuance , et d'une construction délicate , écrira coulamment et avec légèreté ; mais il n'approfondira et ne sentira rien. Celui dont les sinus frontaux sont fort saillans, pourra se faire un style coupé , sententieux et original; mais vous ne retrouverez point dans ses compositions la liaison , la pureté et l'élégance qui distinguent les bons écrivains. Enfin, avec un front médiocrement élevé, régulièrement voûté, qui recule fortement, et dont les angles sont doucement marqués près de l'os de l'œil ; avec un tel front, dis-je, on mettra dans ses ouvrages de la vivacité et de la précision, de l'agrément et de la force. (J'ai déposé entre les mains de quelques amis, le jugement physiognomonique que j'ai porté sur les auteurs de plusieurs ouvrages anonymes, et sur d'autres que je ne connais ni personnellement, ni par des portraits : l'évènement pourra démontrer, avec le tems, si mon tact et les règles de ma science m'ont trompé ou non.)

La proéminence du front annonce l'enflure du style, et le dédain du langage humble de la prose ; mais un regard pensif annonce la sagesse dans l'enthousiasme, et la raison qui en prévient les écarts.

CHAPITRE XI.

Du dessin, du coloris et de l'écriture.

« La nature humaine n'offre ni contraste reel, ni contradiction manifeste. » Une vérité des plus palpables, une vérité qui constitue un des principaux fondemens de la physiognomonie, et qui atteste la signification universelle de tout ce qui tient à notre essence physique ; une vérité dont l'évidence, trop peu sentie encore, semble réservée aux siécles futurs. — « C'est qu'un seul membre bien » constitué, un seul contour détaché » et exact, nous fournit des induc- » tions certaines pour le reste du corps, » et par conséquent pour tout le carac- » tère. « Cette vérité me paraît aussi plausible qne celle de mon existence ; il est impossible d'y résister.

Ce que j'ai dit de l'homme physique

peut s'appliquer aussi à l'homme moral. Nos instincts, nos facultés, nos penchans, nos passions, nos actions, diffèrent les unes des autres, et cependant ils se ressemblent tous. Ils ne se contrarient point, quelque opposés qu'ils paraissent souvent; ce sont des conjurés ligués ensemble par des liens inséparables. S'il en résulte des contrastes, ce n'est qu'au dehors et dans les effets.

Tous les mouvemens du corps reçoivent leurs modifications du tempérament et du caractère. Le mouvement du sage n'est pas celui de l'idiot; le port et la marche diffèrent sensiblement du colérique au flegmatique, du sanguin au mélancolique. C'est, je crois, *Sterne* ou la *Bruyère*, qui l'a dit : « Le sage prend son chapeau, de l'endroit où il l'a posé, tout autrement que le sot. »

De tous les mouvemens du corps, il n'en est point de plus variés que ceux de la main et des doigts.

Et de tous les mouvemens de la main et des doigts, les plus diversifiés sont ceux que nous faisons en écrivant. Le moindre mot jeté sur le papier, combien de points, combien de courbes ne renferme-t-il pas !

Il est évident encore que chaque tableau, que chaque figure détachée, et, aux yeux de l'observateur et du connaisseur, chaque trait conserve et rappèle le caractère du peintre.

Chaque dessinateur et chaque peintre se reproduisent plus ou moins dans leurs ouvrages; on y démêle ou quelque chose de son extérieur, ou quelque chose de son esprit, comme nous le faisions voir tantôt par les exemples de plusieurs artistes. Comparez, en attendant, *Raphaël* et *Chadowiki*, *Lebrun* et *Callot*, *Georges Pens* et *Jean de Lyken*, *Van-Dyck* et *Holbein*; et parmi les graveurs, *Drevet* et *Houbraken*, *Wille* et *Van-Schapper*, *Delinke* et *Goltzias*, *Albert Durer* et *Lucas de Leyde*.

En les rapprochant les uns des autres, vous vous persuaderez aisément que chacun d'eux a un style qui lui est propre, et qui s'accorde avec son caractère per-sonnel.

Il est étonnant jusqu'à quel point le personnel des artistes reparaît dans leur style et dans leur coloris. Tous les pein-tres, dessinateurs et graveurs qui ont une belle chevelure, excellent presque tous dans cette partie, et ceux d'entr'eux qui portaient autrefois la barbe longue, ne manquaient jamais de présenter dans leurs tableaux des figures ornées d'une barbe vénérable, et de la travailler avec le plus grand soin. Une comparaison réfléchie de plusieurs yeux et de plu-sieurs mains, dessinés par le même maître, pourra faire juger de la couleur des yeux de l'artiste et de la forme de ses mains ; *Van-Dyck* nous en offre la preuve. Dans tous les ouvrages de *Ru-bens*, on voit percer l'esprit de sa phy-sionomie ; on y reconnaît son génie vaste

et productif, son pinceau hardi et rapide, qui ne s'astreignait point à une
exactitude scrupuleuse ; on sent qu'il
s'attachait de préférence et par goût au
coloris des chairs et à l'élégance de la
draperie. *Raphaël* se plaisait sur-tout à
perfectionner les contours ; la même
chaleur et la même simplicité dominent
dans tous les tableaux du *Titien* ; le
même style passionné dans ceux du
Corrège. Pour peu qu'on fasse attention
au coloris de *Holbein*, on ne doute
presque pas qu'il n'ait eu le teint d'un
brun fort clair. *Albert Durer* l'avait
probablement jaunâtre, et *Largillière*
d'un rouge vermeil.

Si l'on est obligé d'admettre une expression caractéristique pour les ouvrages des peintres, pourquoi voudrait-on
qu'elle disparût entièrement dans les
dessins et les figures que nous traçons
sur le papier ? La diversité des écritures
n'est-elle pas généralement reconnue ?
Et cette diversité incontestable des écri-

tures ne serait point fondée sur la différence réelle du caractère moral !

Avec la même encre, avec la même plume et sur le même papier, le même homme façonnera tout autrement son écriture, quand il traite une affaire dé-sagréable, ou quand il s'entretient cor-dialement avec un ami. N'est-il pas vrai que la forme et l'extérieur d'une lettre nous font souvent juger si elle a été écrite dans une situation tranquille ou inquiète, à la hâte ou à tête reposée ; si son auteur est un homme solide ou lé-ger, un esprit vif ou pesant ? La plu-part des mains des femmes ne sont-elles pas toujours plus lâches, plus vacillantes que les mains des hommes ? Plus je com-pare les différentes écritures qui nous passent sous les yeux, et plus je suis confirmé dans l'idée qu'elles sont autant d'expressions, autant d'émanations du caractère de l'écrivain. Ce qui rend mon opinion encore plus vraisemblable, c'est que chaque nation, chaque pays, chaque ville a son écriture particulière, tout comme ils ont une physionomie et une forme qui leur sont propres. Tous ceux qui ont un commerce de lettres un peu étendu dans l'étranger, pourront vérifier la justesse de cette remarque. L'observateur intelligent ira même plus loin, et il jugera déjà du caractère de son correspondant sur la seule adresse : j'entends l'écriture de l'adresse, car le style dans lequel elle est composée fournit des indices bien plus positifs encore, à peu près comme le titre d'un livre nous fait connaître souvent la tournure de l'esprit de l'auteur.

Il y a donc des *écritures nationales,* tout comme il y a des physionomies nationales, dont chacune retrace quelque chose du caractère de la nation, et dont chacune pourtant diffère de l'autre. Il n'en est pas autrement des écoliers d'un maître écrivain ; ils auront tous une main qui se ressemble, et cependant chacun d'eux y mêlera une manière qui lui est

propre, une teinture de son individualité ; rarement se bornera-t-il à une imitation tout-à-fait servile.

Encore une idée que j'abandonne à la
considération de ceux qui en seront
frappés comme moi. Je remarque, la
plupart du tems, une analogie admirable entre le langage, la démarche et
l'écriture.

Une écriture dont les lettres ne sont
pas unies, est l'ortographe d'un flegmatique mélancolique, et qui n'a point
l'amour de l'ordre et de la propreté.

CHAPITRE XII.

De l'habillement.

DISONS aussi un mot de l'*habillement*. Il est très-nécessaire d'y avoir
égard, si l'on veut pénétrer dans la connaissance de l'homme. En effet, un
homme raisonnable se met tout autrement qu'un fat ; une dévote tout autre-

ment qu'une coquette. La propreté et la négligence, la simplicité et la magnificence, le bon ton et le mauvais goût, la présomption et la décence, la modestie et la fausse honte, voilà autant de choses qu'on distingue à l'habillement seul : la couleur, la coupe, la façon, l'assortiment d'un habit, tout cela est expressif encore et nous caractérise. Le sage est simple et uni dans son extérieur, la simplicité lui est naturelle. On reconnaît bientôt un homme qui s'est paré dans l'intention de plaire ; celui qui ne cherche qu'à briller, et celui qui se néglige, soit pour insulter à la décence, soit pour se singulariser.

Il reste encore quelques remarques à faire sur le choix et l'arrangement des meubles. Souvent, d'après ces bagatelles, on peut juger de l'esprit et du caractère du propriétaire. — Mais on ne doit pas tout dire.

CHAPITRE XIII.

DES DIFFÉRENTES PARTIES DU CORPS.

De la tête, de la face et du profil.

LA tête de l'homme est, de toutes les parties du corps, la plus noble et la plus essentielle ; elle est le siège principal de l'esprit, le centre de nos facultés intellectuèles.

Une tête qui est en proportion avec le reste du corps, qui paraît telle au premier abord, et qui n'est ni trop grande, ni trop petite, annonce, toutes choses égales d'ailleurs, un caractère d'esprit beaucoup plus parfait qu'on n'en oserait attendre d'une tête disproportionnée; trop volumineuse, elle indique presque toujours une *stupidité grossière.* — Trop petite, elle est un signe de faiblesse et d'ineptie. Quelque proportionnée que soit la tête au corps, il

faut qu'elle ne soit ni trop arrondie,
ni trop alongée ; plus elle est régulière,
et plus elle est parfaite. On peut appeler bien organisée celle dont la hauteur perpendiculaire, prise depuis l'extrémité de l'occiput jusqu'à la pointe du
nez, est égale à sa largeur horisontale.

Quant au visage, je commence d'a-
bord par le diviser en trois parties, dont
la première s'étend depuis le front jusqu'aux sourcils ; la seconde, depuis le
sourcils jusqu'au bas du nez ; la tro-
sième, depuis le bas du nez jusqu'à l'extrémité de l'os du menton : plus ces
trois étages sont symmétriques, plus leur
symmétrie est frappante au premier
coup-d'œil, et plus on peut compter sur
justesse de l'esprit, et sur la régularit
du caractère en général. Dans un homm
extraordinaire, il est rare que l'égalité
de ces trois divisions soit fort appa-
rente ; on la retrouvera cependant to
jours du plus au moins dans presqu
tous les individus, pour vu qu'en mes

tant les dimensions, on se serve, non d'une règle, mais d'un instrument plus flexible, qu'on puisse appliquer immédiatement sur le visage.

S'agit-il d'un visage dont l'organisation est extrêmement forte ou extrêmement délicate, le caractère peut être apprécié bien plus facilement par le profil que par la face. Sans compter que le profil se prête moins à la dissimulation, il offre des lignes plus vigoureusement prononcées, plus précises, plus simples, plus pures, et par conséquent la signification en est aisée à saisir, au lieu que, très-souvent, les lignes de la face en plein sont assez difficiles à démêler et à déchiffrer.

Le visage, pris aux trois quarts, présente deux contours différens, qui, l'un et l'autre, sont très-expressifs aux yeux du physionomiste tant soit peu exercé.

Un beau profil suppose toujours l'analogie d'un caractère distingué; mais on trouve mille profils qui, sans être

beaux , peuvent admettre la supériori
du caractère.

La disproportion des parties du vi
sage influe sur la constitution physiol
gique de l'homme ; elle décide de s
imperfections morales et intellectuèle

CHAPITRE XIV,

Du front.

J'ÉTAIS presque tenté d'écrire un v
lume sur le front, cette partie du cor
qu'on a appelée , avec raison, la po
de l'ame , le temple de la pudeur (*ani*
januam , templum pudoris). Si
m'arrête de préférence au front, c'
premièrement parce que , de toutes
parties du visage, il est la plus imp
tante et la plus caractéristique, celle
prète le plus à nos observations, c
que j'ai étudiée avec le plus de soin
que , par conséquent, je possède a
pour apprécier et pour rectifier les ju

mens qu'on en a portés.—Je ferai voir,
en parlant des lignes de la physionomie,
qu'on peut déterminer mathématique-
ment, par les simples contours du
crâne, la mesure des facultés intellectuèles, ou du moins les degrés relatifs
de la capacité de talent.

*Je pose en principe qu'en formant
un angle droit du zénith et de l'extrémité de la pointe horisontale du front,
pris en profil, et en comparant les
lignes horisontales et perpendiculaires, et leur rapport avec la diagonale,
on peut, en général, connaître la capacité du front, par le rapport qui se
trouve entre ces lignes.*

Le front d'un idiot né tel, diffère
essentiellement, dans tous ses contours,
du front d'un homme de génie reconnu
pour tel. Faites des essais, et vous trouverez toujours qu'un front, dont la ligne
fondamentale est plus courte des deux
tiers que sa hauteur, est décidément
celui d'un idiot ; plus elle est courte

et disproportionnée à la hauteur perpendiculaire du front, plus elle marque
de stupidité : au contraire , plus la
ligne horisontale est prolongée et con-
forme à sa diagonale , plus le front
qu'elle caractérise annonce d'esprit et
de jugement. Appliquez l'angle droit
d'un quart de cercle sur l'angle droit du
front, tel que nous l'avons proposé ;
plus les rayons. — Ceux, par exemple,
entre lesquels il y a une distance de dix
degrés. — Plus , dis-je , les rayons se
raccourcissent dans un rapport inégal ,
plus la personne sera stupide. — Et ,
d'un autre côté, plus il y aura de rapport entre ces rayons, plus ils indique-
ront de sagesse. Quand l'arc du front ,
et sur-tout le rayon horisontal, excèdent
l'arc du quart de cercle , on peut compter que les facultés intellectuèles sont
essentiellement différentes de ce qu'elles
seraient , si cet arc de front était parallèle , ou enfin s'il était non parallèle avec
l'arc du quart de cercle.

Les fronts vus de profil peuvent se réduire à trois classes générales : ils sont ou *penchés en arrière*, ou *perpendiculaires*, ou *proéminens*. Chacune de ces classes admet une infinité de subdivisions qu'il est aisé de distinguer par espèces, et dont voici les principales :

1°. Les fronts à *lignes droites* ; 2°. ceux dont les lignes à *demi-courbes* et à *demi - droites se confondent* ; 3°. ceux dont les lignes, moitié courbes, moitié droites, se coupent ; 4°. les fronts à *lignes courbes simples* ; 5°. ceux à *lignes courbes, doubles* ou *triples*.

Établissons maintenant quelques observations particulières.

1°. Plus le front est *allongé*, plus l'esprit est dépourvu d'énergie et manque de ressort.

2°. Plus il est *serré*, *court* et *compact*, plus le caractère est concentré, ferme et solide.

3°. Les contours *arqués* et sans *an-*

gles décident de la douceur et de la flexibilité du caractère ; au contraire, celui-ci aura de la fermeté et de la roideur, à proportion que les contours du front seront droits.

4°. Une *perpendicularité complète*, depuis les cheveux jusqu'aux sourcils, est le signe d'un manque total d'esprit.

5°. Une forme *perpendiculaire, qui se voûte insensiblement par le haut,* annonce un esprit capable de beaucoup de réflexions, un penseur rassis et profond.

6°. Les *fronts proéminens* appartiennent à des esprits faibles et bornés, et qui ne parviendront jamais à une certaine maturité.

7°. *Penchés en arrière*, ils indiquent en général de l'imagination, de l'esprit, de la délicatesse.

8°. Lorsqu'un front *arrondi* et *saillant par le haut*, descend en ligne droite vers le bas, et qu'il présente dans l'ensemble une forme perpendiculaire, on peut compter sur un grand fond de jugement, de vivacité et d'irritabilité. — Mais en même-tems il faut s'attendre à trouver un cœur de glace.

9°. Les fronts à ligne droite, et qui sont *placés obliquement*, sont aussi la marque d'un caractère vif et bouillant.

10°. Pour constituer un caractère parfait de sagesse, il faut une heureuse association de *lignes droites* et de *lignes courbes*, et, en outre, une heureuse *position* du front. L'association des lignes est heureuse, lorsqu'elles se confondent imperceptiblement ; et j'appelle une heureuse position du front, celle qui n'est ni trop perpendiculaire, ni trop penchée.

11°. J'oserais presqu'adopter comme un axiôme physiognomonique qu'il y a le même rapport entre les droites et les courbes, considérées comme telles, qu'entre la force et la faiblesse, entre la roideur et la flexibilité, entre le sens et l'esprit.

12°. Voici une observation qui ne m'a jamais trompé encore. Lorsque *l'os de l'œil* est saillant, vous avez le signe d'une aptitude singulière aux travaux de l'esprit, d'une sagacité extraordinaire pour les grandes entreprises.

13°. Mais, sans cet angle, il y a des têtes excellentes, qui n'en ont que plus de solidité, lorsque le bas du front s'affaisse, comme un mur perpendiculaire, sur des sourcils placés horisontalement, et qu'il s'arrondit et se voûte imperceptiblement des deux côtés vers les tempes.

14°. Des fronts perpendiculaires qui avancent, et qui, sans reposer immédiatement sur la racine du nez, sont ou étroits, ou plissés, ou courts, ou unis, présagent infailliblement peu de capacité, peu d'esprit, peu d'imagination, peu de sensibilité.

15°. Les fronts chargés de beaucoup de protubérances anguleuses et noueuses, sont la marque certaine d'un esprit bouillant, que son activité emporte, et que rien ne peut modérer.

16°. Regardez toujours comme signe d'une droite et saine raison et d'une bonne complexion, tout front qui présente dans son profil deux arcs proportionnés, dont celui de bas avance.

17°. J'ai toujours reconnu une grande élévation d'esprit et de cœur à ceux qui ont l'os de l'œil fort apparent, distinctement prononcé et arqué de manière à pouvoir être facilement saisi dans le dessin ; toutes les têtes idéales de l'antiquité sont courbées ainsi.

18°. Je mets au rang des caractères les plus judicieux et les plus positifs, les fronts carrés dont les marges latérales sont encore assez spacieuses, et dont *l'os de l'œil* est en même-tems bien solide.

19°. Les rides perpendiculaires, quand elles sont d'ailleurs analogues au front, supposent une grande application et autant d'énergie. Sont-elles horisontales et coupées, soit au milieu ou vers le haut, elles proviennent ordinairement de paresse ou de faiblesse d'esprit.

20°. De profondes incisions perpendiculaires dans l'os du front, entre les sourcils, appartiennent exclusivement à des gens de beaucoup de capacité, qui pensent sainement ou noblement ; seulement il faut que ces traits ne soient point balancés par d'autres traits positivement contradictoires.

21°. Lorsque la veine frontale, ou l'Y bleuâtre paraît bien distinctement et au milieu d'un front ouvert, exempt de rides et régulièrement voûté, je compte toujours sur des talens extraordinaires, et sur un caractère passionné pour l'amour du bien.

22°. Rassemblons les signes distinctifs d'un front parfaitement beau, dont l'expression et la forme annoncent à-la-fois la richesse du jugement et la noblesse du caractère.

A. Pour cet effet, il doit se trouver dans la plus exacte proportion avec le reste du visage, égaler en longueur et le nez et la partie inférieure.

B. Dans sa largeur, il doit approcher vers le haut, ou de l'ovale ou du carré. (La première de ces formes est en quelque sorte nationale aux grands hommes de l'Angleterre.)

C. Exempt de toute espece d'inégalités et de rides permanentes, il doit pourtant en être susceptible ; mais alors il ne se plissera que dans les momens d'une méditation sérieuse, dans un mouvement de douleur ou d'indignation.

D. Il doit reculer par le haut, et avancer du bas.

E. L'os de l'œil sera uni et presque horisontal ; vu d'en haut, il décrira une courbe régulière.

F. Une petite cavité perpendiculaire et transversale ne fait aucun tort à la beauté du front. — Cependant, ces lignes doivent être assez délicates pour n'être apperçues que lorsqu'elles sont éclairées par un très-grand jour qui vient d'en haut ; d'ailleurs, il faut qu'elles partagent le front en quatre cases presqu'égales.

G. La couleur de la peau doit être plus claire que celle des autres parties du visage.

H. Les contours du front seront disposés de manière que si l'on apperçoit une section qui comprend à peu près le tiers de l'ensemble, on puisse distinguer à peine si elle décrit une ligne droite ou courbe.

23°. Les fronts courts ridés, noués, irréguliers, enfoncés d'un côté, échancrés, ou qui se plissent toujours différemment, ne seront jamais une recommandation chez moi, et ne captiveront jamais mon amitié.

24°. Tant que votre frère, votre ami ou votre ennemi ; — tant que l'homme, et cet homme fût-il un malfaiteur, vous présente un front bien proportionné et ouvert, ne désespérez pas de lui ; il est encore susceptible d'amendement.

Les anciens Romains regardaient la petitesse du front, quand elle n'était pas excessive, comme un trait de beauté.

> « *Insignem tenui fronte Lycorida,*
> » *Cyri terret amor.* »

HORACE.

Winckelman a fait la même remarque, qui certainement mérite d'être rapportée. Nous allons l'entendre lui-même :

« Le front, pour qu'il soit beau, doit » être court. Cette forme est tellement « apropriée à toutes les têtes idéales et » aux figures de jeunesse de l'art anti-» que, qu'elle suffit pour faire distin-» guer un ouvrage ancien d'avec un » ouvrage moderne. Au seul front *élevé,* » j'ai reconnu plusieurs bustes moder-» nes, placés fort haut, et que je ne » pouvais pas examiner de plus près. » Parmi nos artistes, on en trouve bien » peu qui aient fait attention à ce genre

» de beauté. J'en connais même qui,
» dans des figures de jeunesse de l'un
» et de l'autre sexes, ont élevé le front,
» naturellement court, et remonté la
» chevelure, afin de produire ce qu'ils
» appèlent un front ouvert. Sur cet ar-
» ticle, comme sur bien d'autres, le
» *Bernin* a cherché la beauté dans des
» procédés diamétralement opposés à
» ceux des anciens. (Il avait lui-même
le front élevé et spacieux, et par cette
raison, peut-être, il n'aimait pas les fronts
trop courts.) « *Baldinucci*, son panégy-
» riste, nous apprend que cet artiste
» ayant modelé la figure de Louis XIV
» dans sa jeunesse, il avait relevé les che-
» veux du jeune roi par-dessus le front.
» Ce Florentin diffus, qui croit rapporter
» par-là une chose merveilleuse de la dé-
» licatesse, du goût de son héros, ne fait
» que nous dévoiler son manque de tact
» et son peu de connaissance. On n'a
» qu'à faire l'expérience sur une per-
» sonne qui a le front petit, en lui

» couvrant les cheveux du toupet avec
» les doigts, et en se figurant le front
» d'autant plus élevé ; dès-lors on sera
» frappé d'une certaine disconvenance
» de proportion, et on sentira combien
» un front élevé peut être préjudiciable
» à la beauté. C'est d'après cette maxime
» que les circassiennes, pour faire pa-
» raître leur front plus petit, se pei-
» gnent les cheveux du toupet en avant,
» de façon qu'ils descendent presque
» jusqu'aux sourcils. Les anciens com-
» mentateurs sont d'avis qu'*Horace*,
» en chantant l'*insignem tenui fronte*
» *Lycorida*, a voulu parler d'un front
» court. On peut croire, d'après *Arnobe*,
» que les femmes qui avaient le front
» élevé, en couvraient le haut avec un
» bandeau, pour le faire paraître plus
» court. Pour donner au visage la forme
» ovale et le complément de la beauté,
» il faut que les cheveux qui couronnent
» le front, fassent le tour des tempes en
» s'arrondissant, conformation qui se-

» trouve à toutes les belles femmes.
» Cette forme du front est tellement
» appropriée à toutes les têtes idéales ;
» et aux figures de jeunesse de l'art an-
» tique, qu'on n'en rencontre point avec
» des angles enfoncés et sans cheveux
» au-dessus des tempes. Parmi les sta-
» tuaires modernes, on en trouve bien
» peu qui aient fait cette remarque ; à
» toutes les restaurations modernes, où
» l'on a placé des têtes de jeunesse
» d'homme sur des statues antiques,
» on observe d'abord cette idée mal rai-
» sonnée, en considérant les cheveux
» qui s'avancent en échancrures sur le
» front. »

CHAPITRE XV.

Des yeux.

Je puis abréger, sans peine, un sujet que M. de *Buffon* a traité avec tant de supériorité ; un sujet dont il a été question en plus de cent endroits de cet ouvrage, et que je dois reprendre encore presqu'à chaque page..... Les mouvemens de l'œil, quels qu'ils soient, ne sont que des résultats de sa forme et de sa nature spécifique. Quand on connaît le caractère général de l'œil, on peut se figurer mille mouvemens individuels qui lui seront exclusivement propres dans une infinité de ces données. Je dis plus, sa forme seule, son contour, ou même une simple section exacte du contour, suffira au physionomiste entendu, pour déterminer en plein le caractère physique, moral et intellectuel de l'œil.

Commençons par quelques observations mêlées , que mes expériences m'ont fournies.

Les yeux *bleus* annoncent plus de faiblesse, un caractère plus mou et plus efféminé que ne sont les yeux *bruns* ou *noirs*. Ce n'est pas qu'il n'y ait des gens très-énergiques avec des yeux bleus ; mais sur la totalité , les yeux bruns sont l'indice plus ordinaire d'un esprit mâle , vigoureux et profond , tout comme le génie proprement dit , s'associe presque toujours des yeux d'un jaune tirant sur le brun.

Il serait curieux d'examiner , comme une exception à cette règle , pourquoi les yeux bleus sont si rares en Chine et aux îles Philippines ; pourquoi on ne les y trouve jamais qu'à des européens ou à des créoles , tandis que les chinois sont les plus mous, les plus voluptueux, les plus paisibles et les plus paresseux de tous les peuples de la terre.

Les gens colères ont les yeux de différentes couleurs, rarement bleus, plus souvent bruns ou verdâtres. Les yeux de cette dernière espèce sont en quelque sorte un signe distinctif de vivacité et de courage.

J'ai vu rarement des yeux bleu-clair à des personnes colères, et presque jamais à des mélancoliques. Cette couleur semble s'attacher particulièrement aux flegmatiques, qui conservent encore un fond d'activité.

Quand le bord ou la dernière ligne circulaire de la paupière d'en haut décrit un plein ceintre, c'est la marque d'un bon naturel et de beaucoup de délicatesse, quelquefois aussi d'un caractère timide, féminin ou enfantin.

Des yeux qui, étant ouverts, ou qui n'étant pas comprimés, forment un angle alongé, aigu et pointu vers le nez, appartiennent, pour ainsi dire, exclusivement à des personnes ou très-judicieuses ou très-fines. Le coin de l'œil est-il obtus , le visage a toujours quelque chose d'enfantin.

Lorsque la paupière se dessine presque horisontalement sur l'œil , et coupe diamétralement la prunelle , je m'attends ordinairement à un homme très-fin , très-adroit , très-rusé. — Mais il n'est pas dit pour cela que cette forme de l'œil détruise la droiture du cœur ; je me suis convaincu souvent du contraire.

Des yeux larges, où il paraît beaucoup de blanc au-dessous de la prunelle, sont communs au tempérament flegmatique et au tempérament sanguin : mais, dans la comparaison, on les distingue aisément. Les uns sont faibles, battus et vaguement dessinés ; les autres sont pleins de feu, fortement prononcés et moins échancrés ; ils ont des paupières plus egales , plus courtes, mais en même-tems moins charnues.

Des paupières reculées et fort échancrées annoncent la plupart dn tems une humeur colérique. On y reconnaît aussi l'artiste et l'homme de goût ; elles sont rares chez les femmes, et tout au plus réservées pour celles qui se distinguent par une sorte d'esprit ou de jugement extraordinaire.

A la suite de ces observations, je citerai celles de deux écrivains dignes à tous égards de faire autorité.

I. *M. de Buffon.*

« C'est sur-tout dans les yeux que se
» peignent les images de nos secrètes
» agitations, et qu'on peut les recon-
» naître ; l'œil appartient à l'ame plus
» qu'aucun autre organe ; il semble y
» toucher et participer à tous ses mou-
» vemens ; il en exprime les passions
» les plus vives et les émotions les plus
» tumultueuses , comme les mouve-
» mens les plus doux et les sentimens
» les plus délicats ; il les rend dans leur
» force, dans toute leur pureté , tels
« qu'ils viennent de naître ; il les trans-
» met par des traits rapides qui por-

» tent dans une autre ame le feu, l'ac-
» tion, l'image de celle dont ils partent;
» l'œil reçoit et réfléchit en même-tems
» la lumière de la pensée et la chaleur
» du sentiment; c'est le sens de l'esprit
« et la langue de l'intelligence.

» Les couleurs les plus ordinaires
» dans les yeux sont l'orangé et le bleu,
» et le plus souvent ces couleurs se
» trouvent dans le même œil. Les yeux
» que l'on croit être noirs, ne sont que
» d'un jaune-brun, ou d'orangé foncé;
» il ne faut, pour s'en assurer, que les
» regarder de près; car, lorsqu'on les
» voit à quelque distance, ou qu'ils
» sont tournés à contre-jour, ils pa-
» raissent noirs, parce que la couleur
» jaune-brun tranche si fort sur le
» blanc de l'œil, qu'on la juge noire
» par l'opposition du blanc. Les yeux
» qui sont d'un jaune moins brun, pas-
» sent aussi pour des yeux noirs; mais
» on ne les trouve pas si beaux que les
» autres, parce que cette couleur tran-

» che moins sur le blanc. Il y a aussi des
» yeux jaunes et jaune-clair ; ceux-ci
» ne paraissent pas noirs , parce que
» ces couleurs ne sont pas assez foncées
» pour disparaître dans l'ombre. On
» voit très-communément dans le même
» œil des nuances d'orangé , de jaune ,
» de gris et de bleu ; dès qu'il y a du
» bleu, quelque léger qu'il soit, il de-
» vient la couleur dominante. Cette
» couleur paraît par filets dans toute
» l'étendue de l'iris, et l'orangé est par
» flocons autour et à quelque petite
» distance de la prunelle ; le bleu efface
» si fort cette couleur, que l'œil paraît
» tout bleu, et l'on ne s'aperçoit du
» mélange de l'orangé qu'en le regar-
» dant de près. Les plus beaux yeux
» sont ceux qui paraissent noirs ou
» bleus ; la vivacité et le feu , qui sont
» le principal caractère des yeux , écla-
» tent davantage dans les couleurs fon-
» cées que dans les demi-teintes de cou-
» leur ; les yeux noirs ont donc plus de

» force d'expression et plus de vivacité;
» mais il y a plus de douceur, et peut-
» être plus de finesse dans les yeux
» bleus; on voit dans les premiers un
» feu qui brille uniformément, parce
» que le fond qni nous paraît de couleur
» uniforme, renvoie par-tout les mê-
» mes reflets; mais on distingue des
» modifications dans la lumière qu
» anime les yeux bleus, parce qu'il y a
» plusieurs teintes de couleurs qui pro
» duisent des reflets différens.

» Il y a des yeux qui se font remar-
» quer, sans avoir, pour ainsi dire, de
» couleur; ils paraissent être composé
» différemment des autres; l'iris n'a
» que des nuances de bleu ou de gris, s
» faibles, qu'elles sont presque blan
» ches dans quelques endroits; les nuan
» ces d'orangé qui s'y rencontrent, son
» si légers, qu'on les distingue à pein
» du gris et du blanc, malgré le con
» traste de ces couleurs; le noir de l
» prunelle est alors trop marqué, parc

» que la couleur de l'iris n'est pas assez
» foncée ; on ne voit, pour ainsi dire,
» que la prunelle isolée au milieu de
» l'œil ; ces yeux ne disent rien, et le
» regard en paraît fixe ou effaré.

» Il y a aussi des yeux dont la couleur
» de l'iris tire sur le vert ; cette couleur
» est plus rare que le bleu, le gris, le
» jaune et le jaune-brun ; il se trouve
» aussi des personnes dont les deux
» yeux ne sont pas de la même couleur;
» cette variété, qui se trouve dans la
» couleur des yeux, est particulière à
» l'espèce humaine, à celle du che-
» val (1). »

II. *Winckelmann.*

« La forme des yeux diffère dans les
» ouvrages de l'art, comme dans ceux

---

(1) J'ai actuellement à *Sainte-Tulle*, un excellent chien de chasse, nommé *Sultan*, qui a un
œil bleu, et l'autre blanc ; on dirait, à le voir, qu'il
est affecté d'un leucoma. (*Note de Robert.*)

» de la nature, dans les images des
» divinités et dans les têtes idéales; elle
» diffère au point que les yeux en sont
» des traits caractéristiques. Dans les
» têtes de *Jupiter*, d'*Apollon* et de
» *Junon*, la coupe de l'œil est grande
» et arrondie ; elle est plus étroite qu'à
» l'ordinaire dans sa longueur, pour
» donner plus de majesté à l'arc qui le
» couronne. *Pallas* a pareillement de
» grands yeux, mais elle a les paupières
» baissées, pour donner à son regard
» un air virginal. *Vénus*, au contraire,
» a les yeux petits ; la paupière infé-
» rieure tirée en haut, caractérise
» cette grace et cette langueur, que les
» grecs nomment *Dyeon*. Ce sont des
» yeux de cette nature qui distinguent
» *Vénus-Uranie* de *Junon*; de-là vient
» que ceux qui n'ont pas fait cette ob-
» servation, ont pris la *Vénus céleste*
» pour une *Junon*, d'autant plus qu'el-
» les sont toutes les deux ceintes d'un
» diadème. Plusieurs artistes moder-

» nes , qui voulaient sans doute sur-
» passer les anciens dans cette partie,
» se sont imaginés de rendre le *Bopis*
» d'*Homère*, en donnant tant de saillie
» au globe de l'œil, qu'il déborde son
» orbite. C'est avec de pareils yeux que
» s'offre la tête moderne de la préten-
» due *Cléopâtre* dans la *Villa Medi-*
» *cis* ; les yeux de cette tête ressem-
» blent assez à ceux de pendus : cepen-
» dant un sculpteur de nos jours paraît
» avoir pris pour modèle ces mêmes
» yeux dans la statue de la Vierge
» Marie , placée dans l'église de saint
» *Carlo al Corso* , à Rome. »

- - - - - - - - - -

CHAPITRE XVI.

Des sourcils.

SOUVENT LES SOURCILS seuls deviennent l'expression positive du caractère de l'homme , témoins les portraits

du *Tasse*, de *Léon Baptiste*, d'*Alberti*, de *Boileau*, de *Turenne*, de *Lefevre*, d'*Apellius*, de *Clarke*, de *Newton*, etc.

Des sourcils doucement arqués s'accordent avec la modestie et la simplicité d'une jeune vierge.

Placés en ligne droite et horisontalement, ils se rapportent à un caractère mâle et vigoureux.

Lorsque leur forme est moitié horisontale, moitié courbée, la force de l'esprit se trouve réunie à une bonté ingénue.

Des sourcils rudes et en désordre sont toujours le signe d'une vivacité intraitable ; mais cette même confusion annonce un feu modéré, si le poil est fin.

Lorsqu'ils sont épais et compacts, que les poils sont couchés parallèlement, et, pour ainsi dire, tirés au cordeau, ils promettent décidément un jugement mûr et solide, une profonde sagesse, un sens droit et rassis.

Des sourcils qui se joignent, passaient pour un trait de beauté chez les arabes, tandis que les anciens physionomistes y attachaient l'idée d'un caractère sournois. Je ne saurais adopter ni l'une ni l'autre de ces deux opinions; la première me paraît fausse, la seconde exagérée; car j'ai souvent retrouvé ces sortes de sourcils aux physionomies les plus honnêtes et les plus aimables. Il est vrai qu'ils font contracter au visage un air plus ou moins refrogné, et qu'ainsi ils peuvent supposer jusqu'à un certain point le trouble de l'esprit ou du cœur.

Winckelmann dit que les sourcils affaissés donnent à la tête de l'*Antinoüs* une teinte de rudesse et de mélancolie.

Jamais je n'ai vu un penseur profond, ni même un homme ferme et judicieux, avec des sourcils minces, placés fort haut, partageant le front en deux parties égales.

Les sourcils minces sont une marque infaillible de flegme et de faiblesse; ce n'est pas qu'un homme colère et très-énergique ne puisse avoir des sourcils clairs; mais leur modicité diminue toujours la force et la vivacité du caractère.

Anguleux et entrecoupés, ils dénonotent l'activité d'un génie productif.

Plus ils s'approchent des yeux, et plus le caractère est sérieux, profond et solide. Celui-ci perd de sa force, de sa fermeté, de sa hardiesse, à mesure que les sourcils remontent.

Une grande distance de l'un à l'autre annonce une conception aisée, une ame calme et tranquille.

Des sourcils blancs proviennent d'un naturel faible. Brun-obscur, ils sont l'emblème de la force.

Le mouvement des sourcils est d'une expression infinie; il sert principalement à marquer les passions ignobles, l'orgueil, la colère, le dédain. Un homme *sourcilleux* est un homme méprisant et méprisable.

Addition.

Si l'on essayait de juger des nations entières sur telle ou telle partie séparée du visage, les *anglais* obtiendraient la préférence à l'égard des sourcils. Chez eux, ce trait caractérise toujours le penseur, et je ne risque rien d'ajouter que *l'esprit futile* du français se manifeste ordinairement par la coupe du nez (1).

---

(1) On voit bien que *Lavater* avait porté ce jugement des français sous la monarchie; mais l'histoire des français devenus républicains, prouve assez qu'aucune espèce de gloire, de grandeur et de solidité dans les idées, ne leur est étrangère. Ce sont les gouvernemens et les lois qui forment les hommes bien plus que les climats. Rome ancienne fut la conquérante de l'univers, et Rome moderne ne combat que les hérésiarques et les esprits infernaux. (*Note de Robert.*)

CHAPITRE XVII.

Du nez.

Les anciens avaient raison d'appeler le nez *honestamentum faciei*. Je crois avoir dit ailleurs qne je regarde cette partie comme la *retombée* du cerveau. Ceux qui connaissent un peu la théorie de l'architecture gothique, saisiront aisément ma comparaison. C'est sur le nez que repose proprement la voûte du front, dont le poids écraserait sans cela impitoyablement et les joues et la bouche.

Un beau nez ne s'associe jamais avec un visage difforme. On peut être laid et avoir de beaux yeux ; mais un nez régulier exige nécessairement une heureuse analogie des autres traits. Aussi voit-on mille beaux yeux contre un seul nez parfait en beauté ; et là où il se trouve, il suppose toujours un caractère excellent, distingué. *Non cuique datum est habere nasum.* Voici, d'après mes idées, ce qu'il faut pour la conformation d'un nez parfaitement beau.

1°. Sa longueur doit être égale à celle du front.

2°. Il doit y avoir une légère cavité auprès de sa racine.

3°. Vue pardevant, l'épine (*spina dorsum nasi*) doit être large et presque parallèle des deux côtés; mais il faut que cette largeur soit un peu plus sensible vers le milieu.

4°. Le bout ou la pomme du nez (*orbiculus*) ne sera ni dur ni charnu ; le contour inférieur doit être dessiné avec précision et avec correction, ni trop pointu ni trop large.

5°. De face, il faut que les ailes du nez (*pinnæ*) se présentent distinctement, et que les narines se raccourcissent agréablement au-dessous.

6°. Dans le profil, le bas du nez n'aura qu'un tiers de sa longueur.

7°. Les narines doivent aller plus ou moins en pointe, et s'arrondir par derrière. Elles seront en général doucement ceintrées et partagées en deux parties égales par le profil de la lèvre supérieure.

8°. Les flancs du nez ou de la voûte du nez forment des espèces de parois.

6°. Vers le haut, il joindra de près l'arc de l'os de l'œil, et sa largeur du côté de l'œil doit être au moins d'un demi-pouce.

Un nez qui rassemble toutes ces perfections, exprime tout ce qui peut s'exprimer. Cependant nombre de gens du plus grand mérite ont le nez difforme ; mais aussi il faut différencier l'espèce de mérite qui les distingue. C'est ainsi, par exemple, que j'ai vu des hommes très-honnêtes, très-généreux et très-judicieux, avec de petits nez échancrés en profil, quoique d'ailleurs heureusement organisés ; ils avaient des qualités estimables; mais celles-ci se bornaient à un esprit doux et endurant, attentif et docile, fait pour recevoir et pour goûter des sensations délicates. Des nez qui se courbent en haut de la racine, conviennent à des caractères impérieux, appelés à commander, à opérer de grandes choses, fermes dans leurs projets et ardens à les poursuivre; les nez perpendiculaires, c'est-à-dire, qui approchent de cette forme, car je m'en tiens toujours à mon premier principe, que la nature abhorre les lignes entièrement droites. — Ces sortes de nez, dis-je, peuvent être regardés comme des *clés de voûte* entre les deux autres; ils supposent une ame qui sait agir et souffrir tranquillement et avec énergie.

Socrate, *Boerhaave* et *Lairesse* avaient le nez fort laid, et n'en étaient pas moins de grands-hommes; (ajoutez-y celui de *Lalande*) mais le fond de leur caractère était une humeur douce et patiente.

Un nez dont l'épine est large, n'importe qu'il soit droit ou courbé, annonce toujours des facultés supérieures. Jamais je n'y ai été trompé; mais cette forme est très-rare. Vous pouvez parcourir dix-mille visages dans la nature, et mille portraits d'hommes célèbres, sans la retrouver une seule fois. Elle reparaît cependant du plus au moins dans les portraits de *Fauste-Socin*, de *Swilt*, de *César Borgia*, de *Clepzeker*, d'*Antoine Pagi*, de *Jean-Charles d'Enkenberg* (personnage fameux par sa prodigieuse force de corps), de *Paul Sarpi*, de *Pierre de Médicis*, de *François Carrache*, de *Cassini*, de *Lucas de Leyde*, du *Titien* (parmi les modernes, dans le général *Moreau*, *Lacepède*; *Wasingthon*.)

Sans cette large épine et avec une racine fort étroite, le nez indique souvent une énergie extraordinaire; mais celle-ci se réduit alors presque toujours à une élasticité momentanée, sans suite et sans durée.

Les peuples tartares ont généralement le nez plat et enfoncé; les nègres d'Afrique l'ont camard; les juifs, pour la plupart, aquilin; les anglais, cartilagineux et rarement pointu. S'il faut en juger par les tableaux et les portraits, les beaux nez ne sont pas communs parmi les hollandais. Chez les italiens, au contraire, ce trait est distinctif et de la plus grande expression. Enfin, et je l'ai déjà dit, il est absolument caractéristique pour les hommes célèbres de la France ; on peut s'en convaincre par les galeries de *Perrault* et de *Morin*.

La narine petite est le signe certain d'un esprit timide, incapable de hasarder la moindre entreprise. Lorsque les ailes du nez sont bien dégagées, bien mobiles, elles dénotent une grande délicatesse de sentiment, qui peut aisément dégénérer en sensualité et en volupté.

Lorsque la voûte du nez est exagérée ou trop prolongée, qu'elle se renfonce ensuite désagréablement, et qu'en général elle est en disproportion avec le bout, je m'attends toujours à quelque dérangement dans l'esprit.

CHAPITRE XVIII.

Des joues.

A PROPREMENT PARLER, les joues ne sont point des parties du visage. Il faut les envisager comme le fond des autres parties, ou plutôt comme le fond des organes sensitifs et vivifiés du visage. Elles sont le sentiment de la physionomie.

Des joues charnues indiquent en général l'humidité du tempérament et un appétit sensuel ; maigres et rétrécies, elles annoncent la sécheresse des humeurs et la privation des jouissances ; le chagrin les creuse ; — la rudesse et

la bêtise leur impriment des sillons
grossiers ; — la sagesse, l'expérience
et la finesse d'esprit les entrecoupent de
traces légères et doucement ondulées.
La différence du caractère physique,
moral et intellectuel de l'homme, dépend de l'aplanissement ou de la voû-
ture des muscles, de leur enfoncement
et de leur plissure, de leur apparence
ou de leur imperceptibilité ; de leur
ondulation enfin , ou plutôt de celle des
petites rides ou fentes qui sont déter-
minées par la nature spécifique des
muscles. Montrez à un physionomiste
exercé et heureusement organisé le simple contour de la section qui s'étend
depuis l'aile du nez jusqu'au menton ;
montrez-lui ce muscle dans l'état de
repos et dans l'état de mouvement ; mon-
trez-le sur-tout dans ce moment où il
est agité par les ris ou les pleurs; par un
sentiment de bien-être ou de douleur ,
par la pitié ou par l'indignation , et ce
trait seul suffira pour faire des observa-

tions importantes. Ce trait, lorsqu'il est marqué par des contours nuancés et coupés, devient d'une expression infinie ; il rend les plus belles émotions de l'ame, et ce trait bien étudié suffira pour vous inspirer la plus profonde vénération et l'affection la plus tendre. Nos peintres le négligent presque toujours, et leurs portraits s'en ressentent très - désavantageusement, par un air fade et trivial qu'on y aperçoit.

Certains enfoncemens, plus ou moins triangulaires, qui se remarquent quelquefois dans les joues, sont le signe infaillible de l'envie ou de la jalousie.

Une joue naturellement gracieuse, agitée par un doux tressaillement qui la relève vers les yeux, est le garant d'un cœur sensible, généreux, incapable de la moindre bassesse. Ne vous fiez pas trop à un homme qui ne sourit jamais agréablement. La grace du sourire peut servir de baromètre à la bonté du cœur et à la noblesse du caractère.

CHAPITRE XIX.

Du menton.

Une longue expérience m'a prouvé qu'un menton avancé annonce toujours quelque chose de positif, au lieu que la signification du menton reculé est toujours négative. Souvent le caractère de l'énergie ou de la non énergie de l'individu se manifeste uniquement par le menton.

Une forte incision au milieu du menton semble indiquer, sans réplique, un homme judicieux, rassis et résolu, à moins que ce trait ne soit démenti par d'autres traits contradictoires. Nous ne tarderons pas à vérifier cette assertion par des exemples.

Un menton pointu passe ordinairement pour le signe de la ruse. Cependant j'ai reconnu cette forme aux personnes les plus honnêtes; chez eux, la ruse n'était qu'une bonté rafinée.

Un menton mou, charnu et à double étage, est la plupart du tems la marque et l'effet de la sensualité. Les mentons angulaires ne se voient guère qu'à 'des gens sensés, fermes et bienveillans. Les mentons plats supposent la froideur et la sécheresse du tempérament. Les petits caractérisent la timidité. Les ronds, avec la fossette, peuvent être regardés comme le gage de la bonté.

J'établis trois classes générales pour les différentes formes de menton.

Dans la première, je range les mentons qui reculent; dans la seconde, ceux qui, dans le profil, sont en perpendicularité avec la lèvre inférieure; dans la troisième, ceux qui débordent la lèvre d'en bas, ou, en d'autres termes, les mentons pointus. Le menton reculé, qu'on pourrait appeler hardiment le menton féminin, puisqu'on le retrouve presque à toutes les personnes de l'autre sexe, me fait toujours soupçonner quelque côté faible. Les mentons de la seconde classe m'inspirent la confiance. ceux de la troisième accréditent chez moi l'idée d'un esprit actif et délié, pourvu qu'ils ne fassent pas anse ; car cette forme exagérée conduit ordinairement à la pusillanimité et à l'avarice.

CHAPITRE XX.

De la bouche et des lèvres.

La bouche est l'interprète et le représentant de l'esprit et du cœur ; elle rassemble dans son état de repos , et dans la variété infinie de ses mouvemens , un monde de caractère. Elle est éloquente jusque dans son silence.

Cette partie de notre corps est si sacrée pour moi , qu'à peine j'ose en traiter. Quel objet d'admiration ! quel miracle sublime parmi tant de miracles qui composent mon être; non-seulement ma bouche respire le soufle de la vie, et s'acquitte des fonctions que j'ai en commun avec la brute ; elle sert encore à former le langage ; elle parle. —Elle parlerait même en ne s'ouvrant jamais.

Lecteur, n'attendez rien de ma part sur le plus actif et le plus expressif de tous nos organes; la tâche est au-dessus de mes forces.

Que cette partie du visage est différente de toutes celles que nous comprenons sous ce nom ! Plus simple et plus compliquée à-la-fois, elle ne saurait être ni détachée, ni fixée. Ah ! si l'homme connaissait et sentait la dignité de sa bouche, il proférerait des paroles divines, et ces paroles sanctifieraient ses actions ! Hélas ! pourquoi suis-je réduit à bégayer et à trembler, quand je voudrais énoncer les merveilles de cet organe, qui est le siége de la sagesse et de la folie, de la force et de la faiblesse,

de la vertu et du vice, de la rudesse et
de la délicatesse de l'esprit ; le siége de
l'amour et de la haine, de la sincérité
et de la fausseté, de l'humilité et de
l'orgueil, de la dissimulation et de la
vérité. Ah ! si j'étais ce que je dois être,
ma bouche s'ouvrirait, ô mon Dieu,
pour chanter tes louanges !

Economie d'épreuve, mystère étonnant, quand seras-tu éclairci ? volonté
du tout-puissant, quand te manifes-
teras-tu ? J'adore ici-bas, quoique je
n'en sois pas digne, mais je le serai un
jour, autant que l'homme peut l'être,
car celui qui m'a créé, m'a donné une
bouche pour l'adorer......

Distinguez soigneusement à chaque
bouche,

1°. Les deux lèvres proprement dites,
c'est-à-dire, celle de dessus et celle d'en
bas, chacune séparément ;

2°. La ligne qui résulte de leur jonc-
tion, lorsqu'elles sont doucement fer-

mées, et lorsqu'elles peuvent l'être sans effort;

3°. Le centre de la lèvre de dessus, et celui de la lèvre d'en bas, chacun de ces points en particulier;

4°. La base de la ligne du milieu. (Examinez le profil de la bouche dans un appartement obscur qui ne reçoit qu'une faible lumière par le haut, et vous apercevrez toujours plus ou moins distinctement , vers l'extrémité de la ligne du milieu , une incision, un petit angle, qui jète une ombre très-caractéristique sur la lèvre inférieure. C'est cet angle et ses alentours que j'appelle *base.* Nos peintres et nos dessinateurs ne consentiront-ils jamais à voir ce qui saute aux yeux? Qu'ils cessent une bonne fois de nous donner des *quiproquo* , et qu'ils soient fidèles à rendre la nature trait pour trait. Il n'y en a pas un seul d'inutile , pas un seul qui n'ait son but et sa signification);

5°. Enfin, tous les coins qui terminent

cette ligne , et par lesquels elle se dé-
gage de chaque côté.

Sans ces distinctions, il est impossible de bien dessiner ou de bien juger
la bouche.

On remarque un parfait rapport entre
les lèvres et le caractère. Qu'elles soient
fermes , qu'elles soient molles et mobiles , le caractère est toujours d'une
trempe analogue.

De grosses lèvres, bien prononcées
et bien proportionnées, qui présentent
des deux côtés la ligne du milieu également bien serpentée , et facile à reproduire au dessin. — De telles lèvres
sont incompatibles avec la bassesse ; une
bouche resserrée, dont la fente court
en ligne droite, et où le bord des lèvres
ne paraît pas, est l'indice certain du
sang-froid , d'un esprit appliqué, ami
de l'ordre, de l'exactitude et de la propreté. Si elle remonte en même-tems
aux deux extrémités , elle suppose un
fond d'affectation , de prétention et de

vanité ; peut-être aussi un peu de ma-
lice , le résultat ordinaire de la frivolité.

Des lèvres charnues ont toujours à
combattre la sensualité et la paresse.
Celles qui sont rognées et fortement
prononcées, inclinent à la timidité et à
l'avarice,

Lorsqu'elles se ferment doucement
et sans effort, et que le dessin en est
correct , elles indiquent un **caractère**
réfléchi , ferme et judicieux.

Une lèvre de dessus qui déborde un
peu , est la marque distinctive de la
bonté ; non que je refuse absolument
cette qualité à la lèvre d'en bas qui
avance ; mais, dans ce cas, je m'attends
plutôt à une froide et sincère bonhomie,
qu'au sentiment d'une vive tendresse.

Une lèvre inférieure qui se creuse
au milieu, n'appartient qu'aux esprits
enjoués. Regardez attentivement un
homme gai , dans le moment où il va
produire une saillie, le centre de sa lèvre

ne manquera jamais de se baisser et de se creuser un peu.

Une bouche bien close (si toutefois elle n'est pas affectée et pointue), annonce le courage ; et dans les occasions où il s'agit d'en faire preuve , les personnes même qui ont l'habitude de tenir la bouche ouverte, la ferment ordinairement. Une bouche béante est plaintive ; une bouche fermée souffre avec patience. (La bouche est la partie qui, de tout le visage, marque le plus particulièrement les mouvemens du cœur. Lorsqu'il se plaint, la bouche s'abaisse par les côtés ; lorsqu'il est content, les coins de la bouche s'élèvent en haut ; lorsqu'il a de l'aversion, la bouche se pousse en avant et s'élève par le milieu.)

Cette partie de la chair qui couvre la rangée supérieure des dents, et qui conduit à la lèvre proprement dite , n'a point de nom que je sache dans l'anatomie : on pourrait l'appeler *courtine* ou *pallium*. Les physionomistes l'ont entièrement négligée jusqu'ici, mais j'y ai fait une attention très-particulière dans la plupart des têtes que j'ai commentées.

Plus cette section est alongée, et plus la lèvre proprement dite se rétrécit. Celle-ci est-elle large et arquée, l'intervalle qui la sépare du nez est court et concave ; nouvelle preuve de la conformité des traits du visage. La plupart du tems, le *pallium* est uni et perpendiculaire ; sa cavité est fort rare, et les caractères qui l'admettent le sont tout autant.

CHAPITRE XXI.

Des dents.

RIEN de plus positif, de plus frappant, ni de mieux prouvé que la signification caractéristique des dents, considérées non - seulement suivant leur forme, mais aussi par la manière dont elles se présentent. J'ai fait là-dessus quelques observations, dont je communiquerai le résultat à mes lecteurs.

Les dents petites et courtes, que les anciens physionomistes regardaient comme le signe d'une constitution faible, sont, à mon avis, dans l'adulte, l'attribut d'une force de corps extraordinaire. Je les ai retrouvées aussi à des gens doués d'une grande pénétration; mais, dans l'un et l'autre cas, elles n'étaient ni bien belles, ni bien blanches.

De longues dents sont un indice certain de faiblesse et de timidité.

Les dents blanches, propres et bien arrangées, qui, au moment où la bouche s'ouvre, paraissent s'avancer sans déborder, et qui ne se montrent pas toujours entièrement à découvert, annoncent décidément dans l'homme fait, un esprit doux et poli, un cœur bon et honnête.

Ce n'est pas qu'on ne puisse avoir un caractère très-estimable avec des dents gâtées, laides ou inégales ; mais ce dérangement physique provient, la plupart du tems, de maladie ou de quelque mélange d'imperfection morale.

Celui qui n'a pas soin de ses dents, qui ne tâche pas du moins de les entretenir en bon état, trahit déjà, par cette seule négligence, des sentimens ignobles.

La forme des dents, leur position et leur propreté (en tant que cette dernière dépend de nous), indiquent plus qu'on ne pense, nos goûts et nos penchans.

Lorsqu'à la première ouverture des lèvres, les gencives de la rangée supérieure paraissent en plein, je m'attends, pour l'ordinaire, à beaucoup de froideur et de flegme.

Les dents seules pourraient fournir le sujet d'un gros volume, et cependant nos peintres les négligent, ou, pour mieux dire, les omettent entièrement dans leurs tableaux historiques. Essayez de fixer votre attention sur cette partie; étudiez-là dans l'imbécille, dans l'hypocrite, dans le scélérat, et vous verrez jusqu'à quel point elle est expressive, soit en elle-même, soit dans ses rapports avec les lèvres; vous verrez qu'intimement liée à la physiognomonie, elle n'en est pas une des branches les moins considérables. Je finis ici, crainte d'être tenté de révéler des secrets dont on pourrait s'offenser ou abuser. (*Dentes robustos et spissos habere est signum longæ vitæ. Hoc confirmat Aristoteles. Valesius reddit causam Aristotelis probabiliorem, et dicit crebros dentes indicare longam vitam duobus modis, et ut causam, et ut signum; causam, quia multi et firmi dentes faciunt bonam masticationem, masticatio bona meliorem concoctionem, etc. ut signum, quia multi et robusti ac firmi dentes, sunt signum robustæ*

facultatis conformatricis in prima ge-
neratione, et consequenter vegeti ca-
loris nativi, et longæ vitæ.) .

CHAPITRE XXII.

Des oreilles.

J'AVANCE ingénuement que ce sujet
est encore assez neuf pour moi, et que
je n'entreprendrai point d'en porter un
jugement assuré. En attendant, je suis
pleinement convaincu que l'oreille, aussi
bien et peut-être plus que les autres parties du corps humain, a sa signification
déterminée; qu'elle n'admet pas le moindre déguisement; qu'elle a ses conve-
nances et une analogie particulière avec
l'individu auquel elle appartient. Toute
étude physiognomonique doit être fondée sur des dessins exacts, sur des com-
paraisons et des rapprochemens souvent
répétés. Pour ce qui est de l'oreille, je

conseillerais de faire attention, 1°. à la totalité de sa forme et de sa grandeur; 2°. à ses contours intérieurs et extérieurs, à ses cavités et à son enfoncement ; 3°. à sa position : il faut voir si elle colle contre la tête, ou si elle en est détachée. . . . Examinez cette partie chez un homme courageux et chez un poltron, chez un philosophe et chez un imbécille-né, et vous apercevrez bientôt des différences distinctives qui se rapportent à chaque caractère.

CHAPITRE XXIII.

Du cou et de la nuque.

C'EST entre-deux de la tête et de la poitrine, et qui tient, par conséquent, de l'une et de l'autre, est significatif, comme tout ce qui a rapport à l'homme. Figurez-vous, d'un côté, un cou long et affilé ; de l'autre, un cou gros et engoncé,

.èt voyez si chacune de ces formes. n'exige pas une tête différente. Que de choses n'exprime pas la flexibilité ou la roideur du cou ! Il y en a qui paraissent construits pour faire baisser la tête, d'autres pour la relever; ceux-ci pour la porter en avant, ceux-là pour la régler en arrière; et, soit dit en passant, ces distinctions peuvent s'appliquer à la diversité de nos facultés. L'esprit humain prend le dessus ou il rampe; il avance ou recule. Nous connaissons certaines espèces de goîtres qui sont le signe infaillible de la bêtise et de la stupidité, tandis qu'un cou bien proportionné est une recommandation irrécusable pour la solidité du caractère. Enfin, la variété des cous s'étend à tout le règne animal, et dans la plupart des quadrupèdes, elle indique leur état de vigueur ou de faiblesse. Il m'est impossible d'analyser cette vérité par des détails. J'en réserve les plus essentiels pour les additions qui termineront ce fragment.

Je n'ajouterai qu'un seul mot : c'est qu'une observation sur la tournure du cou fut le premier germe de mon étude favorite. Si cette partie m'avait paru alors moins frappante et moins significative, il est très-probable que je n'eusse jamais écrit une seule ligne sur la science physiognomonique.

CHAPITRE XXIV.

De la chevelure et de la barbe.

La chevelure, si elle ne peut être mise au rang des membres du corps humain, en est du moins une partie adhérente. Après avoir porté déjà plus d'une fois des jugemens physiognomoniques sur cet objet, nous rassemblerons ici quelques observations anciennes et nouvelles, générales et particulières, dont les unes nous appartiennent en propre, et dont les autres ne sont qu'empruntées. Les cheveux offrent des indices multipliés du tempérament de l'homme, de son énergie, de sa façon de sentir, et par conséquent aussi de ses facultés intellectuèles ; ils n'admettent pas la moindre dissimulation ; ils répondent à notre constitution physique, comme les plantes et les fruits répondent au terroir qui les produit. Vous aurez soin de distinguer, 1°. la longueur des cheveux ; 2°. leur quantité et la manière dont ils sont plantés ; 3°. leur qualité, s'ils sont ronds, lisses ou frisés ; 4°. leur couleur. Les longs cheveux sont toujours faibles, et la marque d'un caractère féminin ; et c'est vraisemblablement dans ce sens que *Saint Paul* a dit (1) : *qu'il n'est point honorable à l'homme de nourrir sa chevelure.* Est-elle plate en même-tems, elle ne s'associe jamais à un esprit mâle. J'appelle *cheveux vulgaires* ceux qui

---

(1) *I. Cor. XI. Ver. XIV.*

sont courts, plats et mal liés ; ceux encore qui retombent en petites boucles pointues et disgracieuses, sur-tout quand ils sont rudes et d'un brun foncé. J'appelle *chevelures nobles*, celles qui sont d'un jaune doré, ou d'un blond tirant sur le brun, qui reluisent doucement, qui se roulent facilement et agréablement. Des cheveux noirs qui sont plats, naturellement défrisés, épais et gros, dénotent peu d'esprit, mais de l'assiduité et l'amour de l'ordre. Des cheveux noirs et minces, placés sur une tête mi-chauve, dont le front est élevé et bien voûté, m'ont souvent fourni la preuve d'un jugement sain et net, mais qui excluait l'invention et les saillies ; au contraire, cette même espèce de cheveux, lorsqu'elle est entièrement plate et lisse, implique une faiblesse décidée des facultés intellectuèles. Dans les pays chauds, les cheveux sont du noir le plus obscur ; ils sont d'un noir moins foncé ou bruns, dans les climats tempérés ; dans les pays froids, ils varient entre le jaune, le rouge et le brun; la vieillesse fait grisonner ces différentes couleurs, et l'on a remarqué que les cheveux des ouvriers qui travaillent en cuivre, se changent en vert. Les cheveux blonds annoncent généralement un tempérament délicat, sanguino-flegmatique. Les cheveux roux caractérisent, dit-on, un homme souverainement bon ou souverainement méchant. Un contraste frappant entre la couleur de la chevelure et la couleur des sourcils, m'inspire de la défiance.

La diversité du pelage et du poil des animaux, démontre assez combien celle des cheveux doit être expressive dans l'homme. Comparez la laine de la brebis avec la fourure du loup, le poil du lièvre avec celui de la hyène ; comparez les plumes de toutes les espèces d'oiseaux, et vous ne saurez vous refuser à la conviction que ces excroissances sont caractéristiques, qu'elles peuvent

aider à différencier les capacités et les inclinations de chaque animal. Ces réflexions vous ramèneront à la grande idée : « que c'est la volonté et la sa» gesse du Tout-Puissant qui a formé
» le moindre cheveu de la tête ; qu'il
» les a tous comptés, et qu'il n'en tom» be pas un seul sans son ordre. »

Ne fût-ce que pour l'amour de la chevelure, je te salue, *Algernon Sydney*, en qui je respecte l'honnête homme, le patriote zélé, quoique peut-être trop emporté, et quelquefois en proie aux faiblesses de l'humanité.

CHAPITRE XXV.

Des mains.

Il y a tout autant de diversité et de dissemblance entre les formes des mains, qu'il y en a entre les physionomies. Cette vérité est fondée sur l'expérience, et n'a pas besoin de preuve.

Deux visages parfaitement ressemblans n'existent nulle part, et de même vous ne trouverez pas chez deux
personnes différentes deux mains qui se
ressemblent. Plus il y a de rapports
entre les visages, et plus s'en trouve-t-il
entre les mains.

Il n'y a pas moins de diversité dans
les parties du corps que dans les caractères, et c'est le même principe qui
occasionne cette différence dans les uns
comme dans les autres.

D'après des observations positives,
cette diversité du caractère reparaît
clairement dans la forme des mains.
On ne saurait en douter, à moins de se
refuser aveuglément à la force de l'évidence.

La forme de la main varie à l'infini,
suivant les rapports, les analogies et les
changemens dont elle est susceptible.
Son volume, ses os, ses nerfs, ses
muscles, sa carnation, sa couleur, ses
contours, sa position, sa mobilité, sa

tention, son repos, sa proportion, sa longueur, sa rondeur.—Tout cela vous offre des distinctions sensibles et faciles à saisir.

Chaque main, dans son état naturel, c'est-à-dire, abstraction faite des accidens extraordinaires, se trouve en parfaite analogie avec les corps dont elle fait partie. Les os, les nerfs, les muscles, le sang et la peau de la main, ne sont que la continuation des os, des nerfs, des muscles, du sang et de la peau du reste du corps. Le même sang circule dans le cœur, dans la tête et dans la main.

Voilà de ces vérités qu'un enfant peut concevoir, et auxquelles on ne devrait jamais s'arrêter, mais que je suis cependant obligé de discuter, parce qu'elles éclaircissent tout le mystère physiognomonique de la main ; mystère dont on a l'air de s'étonner et de se moquer.

Telle main ne convient qu'à tel

corps et non à un autre. La chose est aisée à vérifier. Choisissez une main pour modèle, comparez-lui mille autres mains, et dans ce grand nombre, il n'y en aura pas une seule qui puisse être substituée à la première.

Mais, dira-t-on, les peintres et les sculpteurs composent pourtant des formes homogènes, auxquelles ils rapportent des parties détachées de différens côtés, ou dans l'idéal, ou dans la réalité.

Je réponds à cela que votre objection prouve exactement le contraire de ce qu'elle doit prouver. D'abord, il y aurait beaucoup à rabattre sur cette prétendue homogénéité. Qui en sera le juge, si ce n'est le physionomiste, si ce n'est celui qui sait sentir, apprécier, analyser et récompenser l'harmonie des différentes parties du corps? Eh bien! ce même physionomiste vous dira qu'il a souvent cherché en vain dans les productions de l'art de l'homogénéité que vous lui vantez, et que la plupart de ces productions l'ont choqué par les associations hétérogènes qu'elles lui ont offertes. Il est, j'en conviens, des imitations auxquelles on ne saurait refuser le mérite de l'homogénéité ; mais ce ne sont pas là des pièces de rapport, des jeux de l'imagination de l'artiste ; ce sont des copies passables, faites d'après l'original, ou bien, s'il y est entré quelque mélange, le hasard a voulu que les pièces rapportées conservassent plus ou moins d'analogie ; l'artiste a pu les disposer, les ajuster et les déguiser avec assez d'adresse, pour les faire paraître homogènes jusqu'à un certain point.

Si, dans les ouvrages de la nature, il était possible d'ajouter une main étrangère, un doigt étranger, un tronc d'un bras ou d'une main, ce rapiècetage n'échapperait certainement à personne, et la raison en est évidente. L'art qui n'est, qui ne doit être, qui ne peut être qu'une imitation de la nature, l'emporterait-il sur son prototype, tandis qu'il est réduit à tailler, à tronquer, à mutiler et à raccommoder tout ce qu'il fait ? Il a beau colorier et plâtrer ses copies, recourir à toutes ses illusions, il n'en travaille pas moins d'emprunt; mais la nature puise dans son propre fonds, et les effets qu'elle produit sortent d'elle-même. Elle marche en grand, et l'art se traîne sur ses pas en détail. La nature embrasse l'ensemble, et l'art est borné à la surface, ou plutôt à des parcelles de surface. S'il y a donc quelque chose de caractéristique dans notre extérieur; si les hommes diffèrent entr'eux, et pour la forme et pour le caractère, il est décidé par-là même que la main contribue, pour sa part, à faire connaître le caractère de l'individu, et qu'elle est, aussi bien que les autres membres du corps, un objet de la physiognomonie; — un objet d'autant plus significatif et d'autant plus frappant, que la main ne peut pas dissimuler, et que sa mobilité la trahit à chaque instant.

Je dis qu'elle ne peut pas dissimuler; car l'hypocrite le plus rafiné, le fourbe le plus exercé, ne saurait altérer ni la forme, ni les contours, ni les proportions, ni les muscles de sa main, ou seulement d'une section de sa main ; il ne saurait la soustraire aux yeux de l'observateur, qu'en la cachant tout-à-fait.

La mobilité de la main n'est pas moins expressive. C'est de toutes les parties de notre corps la plus agissante et la plus riche en articulations. Plus de vingt jointures et emboîtures concourent à la multiplicité de ses mouvemens et les entretiennent. Une telle activité doit fournir nécessairement des caractères physiognomoniques; elle doit expliquer le caractère du corps auquel la main se trouve si étroitement liée, expliquer le caractère du tempérament, et , par conséquent aussi , celui du caractère et du cœur.

Soit dans le mouvement, soit dans l'état de repos, l'expression de la main ne peut être méconnue ; sa position la plus tranquille indique nos dispositions naturelles, ses flexions, nos actions et nos passions. Dans tous ses mouvemens, elle suit l'impulsion que lui donne le reste du corps. Elle atteste donc aussi la noblesse et la supériorité de l'homme ; elle est à son tour l'interprète et l'instrument de nos facultés. (*Quoi ! des mains ? Nous requérons, nous promettons, appelons, congédions, menaçons, prions, supplions, nions, refusons, interrogeons, admirons, nombrons, confessons, repentons, craignons, vergoignons, doutons, instruisons, commandons, invitons, encourageons, jurons, témoignons, accusons, condamnons, absolvons, injurions, méprisons, défions, despitons, flattons, applaudissons, bénissons, humilions, moquons, réconcilions, recommandons, exaltons,*

(215)

festoyons, réjouissons, complaignons, attristons , desconsertons , désespérons , estonnons , escrions , taisons , et quoi ! non ? D'une variation et multiplication à l'envi de la langue. — *Montaigne*, Liv. 11 , ch. 12.)

Les raccourcis exagérés dans la main, sont toujours le signe d'une stupidité voisine de la brutalité ; tandis que les doigts longs et bien éfilés ne s'associent presque jamais avec un esprit rude et grossier.

La main d'une femme trop alongée, trop tendue, d'une délicatesse trop recherchée, est toujours *froide* ; il faut peu compter sur la solidité et la vivacité de son amitié , et craindre plutôt de sa part les ruses et les finesses de la coquetterie. (J'ai souvent eu lieu de remarquer dans la société que les femmes les plus amoureuses ont toujours la main potelée ; et que celles qui ont les doigts alongés sont ou flegmatiques ou sujètes aux vapeurs. — *Note de Robert.*)

CHAPITRE XXVI.

De la poitrine, du ventre, des cuisses,
des jambes et des pieds.

Chacune de ces parties pourrait être discutée en détail, et nous offrir une thèse physiognomonique ; mais j'abrège, et je me renferme dans des généralités.

Tout le monde sait que des épaules larges, qui descendent insensiblement, et qui ne remontent pas en pointe, sont un signe de santé et de force ; des épaules de travers influent ordinairement aussi sur la délicatesse de la complexion ; mais on dirait qu'elles fournissent la finesse et l'activité de l'esprit, l'amour de l'exactitude et de l'ordre. Une poitrine large et carrée, ni trop convexe, ni trop concave, suppose toujours des épaules bien constituées, et fournit les mêmes indices. Une poitrine plate, et pour ainsi dire creuse, dénote la faiblesse du tempérament. Chez les hommes, une poitrine qui est excessivement velue, annonce du penchant à la volupté. Un ventre gros et proéminent, incline bien plus à la sensualité et à la paresse, qu'un ventre plat et rétréci ; et j'attendrai toujours plus d'énergie et d'activité, plus de flexibilité d'esprit et de finesse, d'un tempérament sec, que d'un corps surchargé d'embonpoint. J'ai vu cependant des gens d'une taille éfilée, qui étaient excessivement lents et paresseux ; mais alors le caractère de leur indolence reparaissait dans le bas du visage. Le Torse de Rome est le modèle parfait d'un dos et d'un ventre bien proportionnés ; il porte, à tous égards, l'empreinte d'une énergie supérieure que rien ne pourra subjuguer.

Pensées diverses.

Un *caractère poétique* se remarque

sur-tout dans le contour et la position du front, et plus particulièrement encore dans l'arc presqu'imperceptible de ce nez de furet.

La *bonhomie* se peint dans toutes les parties du visage, par des contours doucement courbés, et qui n'ont rien de tranchant. Le même caractère reparaît encore plus distinctement dans la lèvre supérieure qui avance, trait commun à tous les enfans en bas âge.

Le long intervalle qui sépare le nez de la bouche, devient l'indice du défaut de prudence et de la précipitation.

Les visages qui descendent en pointe, depuis les yeux jusqu'au bas du menton, supposent toujours de longs nez. Jamais on ne leur trouvera un nez retroussé, ou de grands yeux à fleur de tête. La fermeté qui les caractérise, mérite plutôt le nom d'opiniâtreté ; et ces sortes de gens ont recours à l'intrigue et agissent par des voies détournées ; ils évi-

tent les occasions où il faut se montrer
et payer de sa personne.

Un nez dont le dos est large, et qui
se relève par le bout, est une marque
assez ordinaire de jugement et d'esprit
naturels.

Les mentons pointus annoncent des
esprits fins et rusés.

La lèvre inférieure pendante annonce
la paresse, la négligence et le besoin
d'aiguillon pour agir.

« Des cheveux fins sont, d'après
» *Aristote*, une marque de timidité ;
» rudes, ils annoncent le courage, et
» ce signe caractéristique est du nom-
» bre de ceux qui sont communs à
» l'homme et aux animaux. Parmi les
» quadrupèdes, le cerf, le lièvre et la
» brebis, qui sont comptés au rang des
» plus timides, se distinguent des autres
» par la douceur de leur poil, tandis
» que la rudesse du lion et du sanglier
» répond au courage qui fait leur carac-
» tère. Il en est de même des oiseaux ;

» le courage est du côté de ceux qui
» sont revêtus d'un plumage hérissé, et
» les espèces les plus timides sont pré-
» cisément celles dont le plumage est
» rare et moëlleux. J'en citerai pour
» exemple, la caille et le coq.

» Il ne sera pas difficile d'appliquer
» ces remarques à l'espèce humaine. Les
» habitans du nord sont ordinairement
» très-courageux, et ils ont la chevelure
» rude ; les occidentaux sont beaucoup
» plus timides, et leurs cheveux sont
» plus doux.

» Le cri des animaux les plus coura-
» geux est simple, et ils le poussent sans
» effort marqué. — Celui des animaux
» timides est beaucoup plus perçant.
» Comparez, à cet égard, le lion, le
» bœuf, le chien qui aboie, le coq qui
» chante son triomphe, — avec le cerf
» et le lièvre.

» Entre tous les animaux, le lion pa-
» raît avoir le caractère le plus mâle ; sa
» gueule est grande, sa face carrée, sans

» être osseuse ; sa mâchoire supérieure
» ne déborde point celle d'en bas, mais
» s'y emboîte exactement. Son nez est
» plus grossier que délicat ; ses yeux ne
» sont ni trop enfoncés, ni trop à fleur
» de tête ; son front est carré, un peu
» aplati au milieu.

» Ceux qui ont le cou épais et court,
» sont naturellement colères, et ont de
» l'analogie avec le taureau irrité ; ceux
» qui ont le cou mince, délicat et alon-
» gé, sont timides comme le cerf....»

CONCLUSION.

LE système que je viens d'exposer n'est point un de ces rêves hypothétiques, fruit d'une imagination luxuriante ou en délire ; c'est le résultat, lentement combiné, d'une méditation profonde et raisonnée. Dès mon jeune âge, j'ai été passionné pour le nom et la gloire des grands-hommes ; j'ai gémi plus d'une fois sur leur si subite disparution de la terre, et quoiqu'enfant, mon cœur portait déjà, à leur mort, le deuil de la patrie ; j'aurais voulu voir immortels les bienfaiteurs de mon pays. Le souvenir des larmes que je versai à la mort de *Buffon* et de *Marceau*, me rappellera toujours une des époques les plus glorieuses et les plus chères à mon cœur. Pleurer alors le génie et la valeur, et planter dans un village des *cyprès* au milieu des *chênes*, c'était emprunter, en quelque sorte, le crêpe funèbre de *Minerve* et de *Mars*, pour voiler le temple de la nature.....

Plusieurs fois je me suis dit : Ne serait-il donc pas possible de connaître le mécanisme de la nature dans la génération des grands-hommes ? Et ceux-ci une fois produits, n'y aurait-il aucun moyen de les reproduire ?...... Ce problème, si difficile en apparence, est enfin résolu, et grace à la Mégalanthropogénésie , nous pouvons avoir bientôt une pépinière toujours vivante d'enfans d'esprit.....

L'homme n'est homme que par la pensée ; il n'existe que par elle, et hors de son sanctuaire, je ne vois plus pour lui aucune espèce de vitalité. Il est vrai que la civilisation agrandit chaque jour le domaine de son intelligence, et que le génie planant au-dessus de la sphère commune, en dépasse bien vîte l'horison, si sa route est jalonnée par les étincelles éparses d'une brillante éducation. Quand tout est sain dans la nature, rien ne dégénère, et l'abâtardissement des espèces est plutôt une gibbosité de l'art, qu'un sommeil passager ou un oubli constant des lois de la mère commune.

Quelle brillante époque pour les sciences et les arts ! Quelle consolation pour l'humanité que celle où le gouvernement pourra dire : *Cruelle Atropos ! tes blessures ne sont plus toutes mortelles ; j'ai, pour les oindre, l'huile du salut ; si ta faulx déchirante m'enlève le père, grace à la Mégalanthropogénésie, il me restera toujours le fils.*

Ce n'est qu'après avoir mûrement réfléchi sur les produits de la génération, que j'ai publié mon système ; et c'est sur les bases fondamentales de la pratique que j'en ai élevé l'édifice. La nature qui est la mère reproductrice de tous les êtres vivans, sait, dans sa sagesse, assigner à chaque espèce un organisme individuel qui se régénère : du premier jet, elle forme la pâte brute, elle pétrit le limon informe ; mais par un heureux concours de ressorts que le physiologiste appelle organes, elle animalise son embrion. Là sonne la première heure de la vie ; là commencent le tems, l'espace, les siècles pour l'éternelle reproduction du génie ou de la stupidité. Un soufle de plus ou de moins fait ramper la tortue sur la terre, ou planer l'aigle au haut des cieux.

Vouloir tout dire dans mon système, ce serait ne rien approfondir ; car bien souvent, pour vouloir trop approfondir, on finit par ne rien dire.

J'aurais sans doute pu faire de longues dissertations pour prouver l'utilité de la Mégalanthropogénésie, son heureuse influence sur la civilisation des peuples ; j'aurais pu m'étayer de grands noms qui fissent autorité ; mais comme je crois que le vulgaire, toujours encroûté d'ignorance et de préjugés, pourra regarder la Mégalanthropogénésie comme une idée folle, je n'ai écrit que pour les êtres pensans, et je n'ai point oublié que si un trop grand éclat de lumière fatigue, sous un ciel serein, une vue bien organisée, l'aveugle-né reste toujours insensible, même sous la zône torride, à un faisceau de rayons convergeans.

Gouvernement français, il n'est point de projet plus beau, ni dont l'exécution soit plus digne de ta sollicitude ! Tu es le protecteur-né des sciences et des beaux-arts ; pourrais-tu négliger un instant la reproduction des grands-hommes qui les cultivent, les éclairent, les perfectionnent en les agrandissant. L'histoire peut bien servir de trompette à la renommée ; elle peut, par des monumens durables, éterniser le souvenir des grandes vertus et des grands talens ; la reconnaissance publique peut même élever des autels ; mais ce ne sont-là que des statues inanimées, et jamais des tableaux parlans. . . . . Le héros que la postérité encense reste toujours froid et muet; aucune étincelle de vie ne lui survit. . . . . Mais faire renaître dans un fils le génie et la gloire de son père, oh! c'est-là un attribut presque divin, c'est une seconde création, qui est seule capable d'immortaliser le gouvernement qui la produit. Lorsque le pape *Sixte V* disait que, pour donner un autre *Alexandre* au monde, il faudrait qu'il se mariât avec *Elisabeth*, reine d'Angleterre, il connaissait, sans doute, tout le pouvoir de la Mégalanthropogénésie. . . . . . . Lorsque le père de *Néron* répétait sans cesse : *Je connais Agrippine, je me connais moi-même; l'enfant qu'elle mettra au monde ne pourra qu'être un monstre;* il n'ignorait point l'hérédité des affections morales dans les familles. Combien de pères aujourd'hui, sans craindre d'avoir des *Nérons*, pourraient, s'ils étaient sincères, pronostiquer d'avance le caractère de leurs enfans, d'après leur seul almanach domestique.

O vertueux et sublime *Lavater!* c'est à toi qu'il appartenait sans doute de traiter un sujet que je n'ai fait qu'ébaucher. Ton ame ardemment passionnée pour la gloire et les vertus des hommes illustres, se fût sans doute épanouie à l'invention de la Mégalanthropogénésie. Tu nous as retracé de main de maître les caractères distinctifs du génie ; et ton pinceau, toujours vrai, toujours sublime en sillonnant à grands traits la physionomie des grands-hommes, nous a donné, pour ainsi dire, en vertu et en talens, la *silhouète* du genre humain.

C'est sur l'évidence des traits physiognomoniques et leur hérédité constante que repose mon sýstème de la Mégalanthropogénésie. Je ne sais si j'abonde dans mon sens ; mais je me crois fort pour soutenir mon opinion, car la nier, c'est attaquer à-la-fois *Aristote, Pla-*

ton, *Lachambre*, *Lavater*, *Winkel-
mann* et *Buffon*; et certes, quand on
combat sous de tels auspices , on a
quelque raison de se croire invincible ;
en effet, vit-on jamais la faible rame
du matelot ébranler le trident de *Nep-
tune* ?

J'ai cru devoir parler des différens
systêmes de la génération , pour pouvoir dévoiler au lecteur , sinon le secret
de la nature , du moins la mécanique
de ses opérations. Chacun pourra apprécier et choisir, suivant ses lumières
et son goût, la doctrine que j'ai expo-
sée. . . . . . . Si jusqu'ici on a regardé
la génération comme un mystère , nous
ne pouvons nous dissimuler que, depuis le renouvellement des sciences
physiques , ce mystère ne nous est plus
caché. L'anatomie comparée a répandu
la plus grande lumière sur les fonctions
des *ovaires*; et puisque le germe existe
dans l'*œuf*, et qu'il n'a besoin que d'être
vivifié par la semence du mâle, pour

développer un système d'organes vivans, il est clair que c'est la femelle
qui fournit le plus grand produit dans
la génération. Ce principe une fois
admis, on en doit conclure avec *Buffon*
que c'est toujours par elle que la dégénérescence des races a lieu. Appliquez
ce principe à la Mégalanthropogénésie,
et vous sentirez la nécessité, pour produire des enfans d'esprit, de ne point
marier des imbécilles. Examinez quelles
ont été jusqu'ici les femmes de la plupart des grands-hommes, et vous ne
serez point étonnés de voir naître si peu
d'illustres fils de tant d'illustres pères.
Les gouvernemens ont négligé jusqu'aujourd'hui l'éducation du sexe ; il semble
qu'ils aient voulu le condamner à une
ignorance parfaite, et le rendre la double
victime et de la tyrannie de la force et
du despotisme des lumières. Cependant, qui ignore la finesse d'esprit, la
délicatesse de sentiment, l'héroïsme des
vertus, la profondeur même des idées

qu'on remarque chez les femmes dont l'education a été cultivée. L'établissement des deux *Athénées* que je propose, peut ouvrir une nouvelle carrière à leur éducation, et faire naître l'idée d'une réforme générale dans nos premières institutions. Un gouvernement qui professe toutes les idées libérales, sait se dévier des sentiers battus de la routine, pour suivre le chemin de la gloire, et prendre la grande route du bonheur social.

Si j'ai fait une analyse un peu longue du grand ouvrage de *Lavater*, c'est que j'ai voulu faire connaître un trésor qui est encore si peu connu. Ce chef-d'œuvre n'existe que dans quelques bibliothèques publiques, et les dix-neuf vingtièmes des français en sont privés. Les caractères distinctifs qu'on y trouve pour reconnaître les physionomies, y sont épars dans trois énormes *in-folio*. Pour en faire un manuel portatif, je les ai groupés en fascicule ; rien d'intéressant n'a été omis, comme aussi rien de superflu n'a été analysé. Quiconque aura lu la Mégalanthropogénésie, sera suffisamment instruit sur la *physiognomonie de Lavater*, ou la science qui explique les signes des facultés.

Cette analyse m'a paru une appendice nécessaire à mon ouvrage ; elle pourra servir de boussole aux professeurs de nos *Athénées*.

Notre constitution organique laisse entrevoir, même au berceau, les premiers linéamens de l'intelligence naturelle ; et quel est le père qui ne serait pas jaloux de pouvoir lire sur le front et dans les yeux d'un enfant les signes précurseurs de ses brillantes destinées. Ou il n'y a rien de certain dans la nature, ou la physionomie de l'homme est le miroir fidèle de la pensée. La beauté physique est toujours en harmonie avec la beauté morale, parce que certaines situations d'esprit, souvent répétées, produisent des penchans ; les penchans deviennent habitudes, et de celles-ci naissent les passions.

Croyez-vous que *Jean-Jacques* ou *Voltaire*, au berceau, ressemblassent aux *poupons* ordinaires de nos nourrices ? Croyez-vous que la nature, qui est un si grand peintre, n'eût pas tracé sur leur front l'empreinte du plus grand génie ? Et *Lavater* aurait-il pu méconnaître dans *Napoléon*, encore enfant, la physionomie d'un héros ?...... Certaines idées ne nous paraissent aujourd'hui étranges, que parce qu'elles nous sont encore inconnues ; songeons que l'esprit humain, depuis le commencement des siècles, a une marche progressive vers une perfectibilité raisonnée, et que nul ne peut assigner quel sera le terme de ses connaissances, le fruit de ses découvertes et le but glorieux de ses travaux. Le 19ᵉ. siècle, si fécond en merveilles, est déjà loin de ceux qui l'ont précédé ; et du pas rapide dont marchent aujourd'hui les sciences, le génie de l'homme aura bientôt besoin d'un nouvel horison, n'ayant plus sur celui-ci d'élémens à poursuivre.

Le gouvernement qui adoptera mon système, travaillera à la civilisation de l'univers. Le crépuscule de l'ignorance couvre encore bien des contrées ; et si l'astre du jour suffit pour éclairer le globe , le soleil des sciences et des beaux-arts est encore trop rembruni pour pouvoir dissiper toutes les ténèbres. Les quinze seizièmes des hommes sont encore esclaves des préjugés , et végè-tent ou croupissent dans une dégrada-tion honteuse ou une flétrissante sté-rilité. Adoucir leurs maux , polir leur enfance et les rendre sociables, c'est faire de nouvelles conquêtes à l'huma-nité. Les hommes deviennent meilleurs en devenant plus éclairés ; et quiconque imputera à la civilisation des crimes, blasphémera contre le genre humain. La masse fut toujours pour la vertu , et l'individualité pour le vice.

C'est à un gouvernement qui sait apprécier toutes les idées utiles, et qui connaît les grands ressorts qui élèvent le peuple à la véritable grandeur, que je propose l'établissement de la Mégalanthropogénésie. C'est à un ministre, à qui les sciences et les arts doivent tant de progrès, que l'exécution en est confiée. Je l'ai dit, et je le répète, les grands-hommes ne font qu'apparaître sur la terre ; devant être immortels, il semble qu'ils se hâtent de vivre ; mais s'ils ont toujours assez fait pour leur gloire, ils n'ont jamais assez vécu pour l'humanité. La Mégalanthropogénésie est donc l'unique moyen de les fixer au sol qui les vit naître, ou du moins de les y reproduire. En publiant mon système, je pourrai trouver des contradicteurs ; la nouveauté seule suffit pour réveiller l'esprit d'opposition ; mais mes intentions sont trop pures pour que je rencontre jamais des ennemis. C'est au tems et à l'expérience que j'en appelle, et ce n'est que par leurs leçons que je veux instruire l'avenir. Faire du bien aux hommes, et me rendre utile à la patrie, tel a été le but de mes travaux ; tel sera le comble de mes vœux, si je puis y réussir. O Mégalanthropogénésie ! c'est peut-être par toi que l'univers sera un jour policé...... Non, tu n'es point une idée folle ; tes bienfaits sont encore inconnus ; mais la postérité est là pour les recueillir ; et il sera toujours vrai de dire avec l'élégant traducteur d'*Horace* (1) :

» Un généreux enfant sort d'un généreux père.
» Jamais du fier taureau le sang ne dégénère :
» L'audace du coursier se transmet à ses fils ,
» Et l'aigle impétueux qui dans l'air plane en maître ,
　　» Ne donna jamais l'être
« Aux timides oiseaux consacrés à Cypris ».

DARU

---

(1) *Fortes creantur fortibus, et bonis :*
Est in juvencis, est in equis patrum
Virtus , nec imbellem feroces
Progenerant aquilæ columbam.

Q. HOR. lib. 4, od. 4.

TABLE
DES MATIERES.

(239)

TROISIÈME PARTIE.

Fin de la Table.